Gestão para competitividade na saúde

Durante o processo de edição desta obra, foram tomados todos os cuidados para assegurar a publicação de informações técnicas, precisas e atualizadas conforme lei, normas e regras de órgãos de classe aplicáveis à matéria, incluindo códigos de ética, bem como sobre práticas geralmente aceitas pela comunidade acadêmica e/ou técnica, segundo a experiência do autor da obra, pesquisa científica e dados existentes até a data da publicação. As linhas de pesquisa ou de argumentação do autor, assim como suas opiniões, não são necessariamente as da Editora, de modo que esta não pode ser responsabilizada por quaisquer erros ou omissões desta obra que sirvam de apoio à prática profissional do leitor.

Do mesmo modo, foram empregados todos os esforços para garantir a proteção dos direitos de autor envolvidos na obra, inclusive quanto às obras de terceiros e imagens e ilustrações aqui reproduzidas. Caso algum autor se sinta prejudicado, favor entrar em contato com a Editora.

Finalmente, cabe orientar o leitor que a citação de passagens da obra com o objetivo de debate ou exemplificação ou ainda a reprodução de pequenos trechos da obra para uso privado, sem intuito comercial e desde que não prejudique a normal exploração da obra, são, por um lado, permitidas pela Lei de Direitos Autorais, art. 46, incisos II e III. Por outro, a mesma Lei de Direitos Autorais, no art. 29, incisos I, VI e VII, proíbe a reprodução parcial ou integral desta obra, sem prévia autorização, para uso coletivo, bem como o compartilhamento indiscriminado de cópias não autorizadas, inclusive em grupos de grande audiência em redes sociais e aplicativos de mensagens instantâneas. Essa prática prejudica a normal exploração da obra pelo seu autor, ameaçando a edição técnica e universitária de livros científicos e didáticos e a produção de novas obras de qualquer autor.

Gestão para competitividade na saúde

Ana Maria Malik (org.)

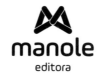

Copyright © Editora Manole Ltda., 2022 por meio de contrato com a organizadora.

Produção editorial: Paris Serviços Editoriais e Educacionais
Projeto gráfico: Departamento Editorial da Editora Manole
Diagramação e ilustrações: Lira Editorial
Capa: Ricardo Yoshiaki Nitta Rodrigues
Imagens da capa: istock.com

CIP-BRASIL. CATALOGAÇÃO NA PUBLICAÇÃO
SINDICATO NACIONAL DOS EDITORES DE LIVROS, RJ

G33

Gestão para competitividade na saúde/organização Ana Maria Malik; colaboradores Alberto José N. Ogata... [et al.]. – 1. ed. – Barueri [SP]: Manole, 2022.

Inclui índice
ISBN 9786555766257

1. Administração dos serviços de saúde. 2. Planejamento estratégico. I. Malik, Ana Maria. II. Ogata, Alberto José.

22-76343   CDD: 362.1068
                           CDU: 005.343:614.2

Meri Gleice Rodrigues de Souza – Bibliotecária – CRB-7/6439

Todos os direitos reservados.
Nenhuma parte desta publicação poderá ser reproduzida, por qualquer processo, sem a permissão expressa dos editores.
É proibida a reprodução por fotocópia.

A Editora Manole é filiada à ABDR – Associação Brasileira de Direitos Reprográficos.

1ª edição – 2022

EDITORA MANOLE LTDA.
Alameda América, 876 – Tamboré
Santana de Parnaíba
06543-315 – SP – Brasil
Fone: (11) 4196-6000 | www.manole.com.br | https://atendimento.manole.com.br
Impresso no Brasil | *Printed in Brazil*

Sobre os autores

ORGANIZADORA

Ana Maria Malik
Graduada em Medicina (FMUSP). Mestre em Administração (FGV/EAESP). Doutora em Medicina pela FMUSP. Professora titular do Departamento de Administração e Recursos Humanos da FGV/EAESP. Acadêmica eleita para a Academia Brasileira de Qualidade (ABQ) e para a Academy of Quality and Safety in Healthcare (IACQS). Membro da Comissão de Saúde do Instituto Brasileiro de Governança Corporativa (IBGC). Coordenadora do FGVsaúde. Conselheira da Associação Latina para Análise de Sistemas de Saúde (Alass). Coordenadora da Linha de Saúde do Mestrado Profissional em Gestão para Competitividade (MPGC na FGV/EAESP).

COLABORADORES

Alberto José N. Ogata
Graduado em Medicina (Faculdade de Medicina de Jundiaí). Mestre em Medicina e Economia da Saúde (Unifesp). Professor da Disciplina de Saúde Populacional do Mestrado Profissional em Gestão da Competitividade e mestre em Gestão para Competitividade em Supply Chain (FGV/EAESP).

Alessandra Pereira
Graduada em Fisioterapia (Unesp). Especialista em Administração Hospitalar e Sistemas de Saúde e mestre em Gestão para Competitividade em Supply Chain (FGV/EAESP).

Arthur Ridolfo Neto
Graduado, mestre e doutor em Administração (FGV/EAESP). Professor adjunto da disciplina de Finanças do Departamento de Contabilidade, Finanças e Controle da FGV/EAESP.

Eduardo José Bernini
Graduado em Economia (FEA/USP). Mestre em Gestão e Políticas Públicas (FGV/EAESP). MBA em Governança Corporativa (Fipecafi). Professor dos cursos de Formação de Conselheiros de Administração e Membros de Comitês no Instituto Brasileiro de Governança Corporativa (IBGC) e em cursos de MBA na FGV-EAESP. Atua em Conselhos de Administração, inclusive como presidente de conselho.

Fernando Lopes Alberto
Graduado em Medicina (FMRP/USP), com residência médica em Hematologia, Hemoterapia e Transplante de Medula Óssea pela mesma instituição e doutorado em Clínica Médica (Unicamp). MBA Executivo Internacional oferecido por um consórcio de cinco escolas de negócio (FGV/Brasil; EGADE/México; UNC/EUA; RSM/Holanda; CUHK/Hong Kong: OneMBA). Possui curso para formação de Conselheiros de Administração do IBGC e atualmente também é conselheiro e diretor presidente da Papaiz Associados. Conselheiro de Administração do Grupo Fleury.

Heide Landi
Graduada em Ciências Jurídicas e Sociais (Faculdade de Direito das Faculdades Integradas de Guarulhos). Extensão Universitária em Direito Sanitário (Escola Superior do Ministério Público de São Paulo). Mestre em Direitos Difusos e Coletivos e doutora em Direito do Consumidor (Universidade Metropolitana de Santos). Professora convidada da disciplina de Legislação, Regulação e Judialização da Saúde e Aspectos Jurídicos em Saúde do Departamento de Mestrado e MBA Executivo em Administração – Gestão da Saúde (FGV/EAESP). Membro, mediadora e conciliadora judicial do Conselho Nacional de Justiça.

Laura Schiesari
Graduada em Medicina (EPM/Unifesp). Especialista em Pediatria (EPM/Unifesp) e em Administração Hospitalar (FSP/USP). Mestre em Saúde Pública (FSP/USP). Doutora em Ciências – Medicina Preventiva (FMUSP). Professora da disciplina de Qualidade em Saúde e Segurança do Paciente/Qualidade em Saúde e Experiência do Paciente do Departamento de Administração da FGV/EAESP. Membro da Sociedade Brasileira de Segurança do Paciente (Sobrasp) e da ISQua International Society for Quality in Healthcare. Presidente do Qualihosp.

Marcelo Marinho Aidar
Graduado em Administração Pública, mestre e doutor em Administração de Empresas (FGV/EAESP). Professor da disciplina Estratégia Empresarial/Empreendedorismo/Competitividade na Saúde, do Departamento de Administração (FGV/EAESP).

Priscila Laczynski de Souza Miguel
Graduada em Engenharia Química (Unicamp). Especialista, mestre e doutora em Administração de Empresas (FGV/EAESP). Professora assistente da disciplina de Logística de Supply Chain do Departamento de Gestão de Operações da FGV/EAESP. Coordenadora do Centro de Excelência em Logística e Supply Chain. Vice-coordenadora do mestrado profissional em Gestão para Competitividade (linha Gestão em Supply Chain).

Walter Cintra Ferreira Jr
Graduado em Medicina (FMUSP). Especialista em Administração Hospitalar e de Sistemas de Saúde (Proahsa). Doutor e mestre em Administração. Professor da disciplina de Gestão da Saúde/Sistemas de Saúde Comparados/Redes e Valor em Saúde do Departamento de Administração e Recursos Humanos da FGV/EAESP. Médico de Saúde Pública da Secretaria Municipal de Saúde de São Paulo.

Wilson Rezende da Silva
Graduado em Economia (PUC/SP). Mestre em Administração de Empresas (FGV/EAESP). Professor da disciplina de Governança Corporativa do curso de Mestrado Profissional (FGV/EAESP).

Sumário

Introdução XI

Apresentação XIII

Prefácio XV

1 Aspectos legais aplicados à gestão da saúde 1
   Heide Landi

2 Saúde populacional 15
   Alberto José N. Ogata
   Ana Maria Malik

3 Logística em saúde 27
   Priscila Laczynski de Souza Miguel
   Alessandra Pereira

4 Empreendedorismo na saúde 39
   Marcelo Marinho Aidar
   Fernando Lopes Alberto

5 Plano de negócios na saúde 53
   Arthur Ridolfo Neto
   Marcelo Marinho Aidar

6 Valor em saúde 71
Ana Maria Malik
Walter Cintra Ferreira Jr

7 Qualidade em saúde 89
Laura Schiesari

8 Governança corporativa 119
Wilson Rezende da Silva
Eduardo José Bernini

Índice remissivo. 135

Introdução

A gestão da saúde no Brasil, mesmo que tenha avançado muito desde os anos 1990, com a criação do Sistema Único de Saúde (SUS) e com a percepção da saúde como um direito, ainda tem muito o que melhorar. É consenso que faltam recursos para a saúde no país, tanto no setor público quanto no privado, pois ainda é grande a parcela dos gastos individuais no âmbito do setor privado, correspondendo a mais de 50% dos gastos em saúde, em um país com cobertura universal (UHC, do inglês *universal health coverage*).

Os capítulos aqui apresentados trazem um panorama de alguns dos conhecimentos reconhecidos como seminais para dar contornos adequados à gestão do sistema de saúde e/ou de seus serviços. Assim, inicia-se com a discussão sobre **legislação** voltada para a saúde. É fundamental conhecer os princípios legais nos quais a saúde (e sua gestão) se embasam, em uma dada realidade.

A seguir, trabalham-se os conceitos de **saúde da população**, que podem ser pensados em diferentes sistemas, sejam parte do subsistema público, sejam do privado. Eles começam a ser conhecidos/utilizados nas empresas, além de nas políticas de saúde, ajudando a população a se manter mais saudável.

Logística é uma preocupação fundamental em um país das dimensões do Brasil e com suas heterogeneidades. Se existe uma área de conhecimento que lida diretamente com a eficiência, podendo melhorá-la, a área é esta. Ela permite a redução dos desperdícios no interior dos serviços e possibilita que insumos cheguem onde são necessários, no momento apropriado, seguindo um planejamento imprescindível.

Pensando na questão da competitividade e do novo ambiente de negócios, foram preparados dois capítulos interligados. Um sobre **empreendedorismo na saúde**, que é um tema cada vez mais presente no setor, e outro com o desenho de um **plano de negócios**, assunto que desperta a curiosidade dos profissionais da área e a respeito do qual ainda falta *know-how*.

Outro aspecto importante é a utilização de recursos, com a clara intenção de sua adequação e com um olhar fixo nos resultados esperados. Muitos são os potencialmente interessados nesses resultados, com expectativas diferentes, desde os políticos, legisladores e gestores, até os cidadãos saudáveis, passando pelos profissionais da assistência e os pacientes, entre outros participantes da cadeia de valor. Isso configura o conceito de **valor**, muito falado na área da saúde, tanto na assistência primária como nos diferentes níveis do que se oferece em uma rede continuada. Seus instrumentos são mais debatidos do que de fato implantados, mostrando a necessidade de conhecer melhor o assunto. Por outro lado, nunca é fácil definir quem é o interessado (*stakeholder*) prioritário.

Qualidade e segurança são duas características dos sistemas e serviços de saúde que precisam ser alcançadas, independentemente de haver ou não acesso universal. Uma das metas para o tema é que seja mais seguro para quem procura os serviços ou para quem trabalha neles estar mais dentro do que fora, reconhecendo que por vezes eles trazem riscos, tanto por imperícia quanto por falta de logística ou por utilização excessiva, inadequada ou insuficiente de procedimentos e insumos.

Finalmente, para garantir transparência, prestação de contas, responsabilidade corporativa e, ainda mais na saúde, equidade, não se pode deixar de lado a questão da **governança**. Embora haja quem considere que a saúde deva ser tratada como os demais setores, no âmbito deste livro, suas especificidades merecem ser ressaltadas e discutidas.

Com esta seleção de capítulos, consideramos a oportunidade de despertar o interesse do leitor – estudante, gestor, interessado no setor – para se aprofundar mais e conhecer outras áreas.

Apresentação

Nos últimos 30 anos, apesar das mazelas político-econômicas do Brasil, a consolidação do Sistema Único de Saúde (SUS) permitiu ao país ter um programa exemplar de vacinação, além de acesso universal à rede de saúde pública, ainda que com limitações em termos de qualidade e eficiência.

Entretanto, a discussão proposta neste livro nunca foi tão necessária, pois os desafios à gestão de saúde, hoje e nos próximos anos, são tão grandes e cruciais que devem ter importância determinante na definição de que tipo de país seremos.

Duas grandes tendências impactam o momento que vivemos no setor de saúde: o envelhecimento da população e os custos crescentes do cuidado à saúde. O Brasil já tem a sexta maior população de idosos do mundo, mas segundo o Instituto Brasileiro de Geografia e Estatística (IBGE), em 2030, a população idosa deve ultrapassar a de crianças até 14 anos e, em 2050, mais de 21% da população terá mais de 60 anos. De um lado, o crescimento da população idosa impõe desafios a todo o sistema, não só para atender a população como para garantir o envelhecimento com qualidade de vida; de outro lado, a inversão da pirâmide etária impõe desafios severos ao financiamento do sistema de saúde.

Já a tendência de custos crescentes em saúde não está associada apenas ao envelhecimento da população, e sim ao desenvolvimento tecnológico associado a medicamentos e práticas cirúrgicas que possibilitam o aumento da sobrevida, mas que cada vez são mais caros.

Podemos assumir que essas duas tendências são globais, já as respostas são locais. Para as complexidades do sistema de saúde brasileiro precisamos de reflexões locais e não assumir que respostas "prontas" internacionais possam caber no nosso contexto.

A pesquisa aplicada da gestão da saúde, do Brasil para o Brasil, é o eixo central desta obra, escrita por pesquisadores e egressos do Mestrado Profissional em Gestão para Competitividade da FGV.

Cada capítulo deste livro trata de temas fundamentais de resposta à necessária eficiência e eficácia na prestação dos serviços de saúde no Brasil, fazendo da obra leitura essencial para quem deseja participar do debate sobre a gestão de saúde no país.

Gilberto Sarfati
Coordenador do Mestrado Profissional em
Gestão para Competitividade da FGV

Prefácio

Se você tem boa saúde você tem tudo. Esse provérbio basilar e presente em múltiplas línguas traduz a importância fundamental da saúde, não apenas para indivíduos, mas para a sociedade como um todo. A intensidade do impacto da pandemia de Covid-19 é um ótimo exemplo de que a ausência de saúde tem efeitos devastadores sobre nosso mundo. Nesse sentido, não apenas o impacto inestimável de milhões de vidas perdidas, mas o impacto de bilhões de dólares que trocaram de mãos e centenas de milhões de pessoas que retornaram à linha de pobreza.

No Brasil, o trabalho pioneiro do médico Hésio de Albuquerque Cordeiro permitiu as alterações no antigo Instituto Nacional de Assistência Médica da Previdência Social (Inamps) que deram início ao Sistema Único de Saúde (SUS), um sistema que revolucionou as bases da saúde de nossa sociedade. Ainda assim, décadas após a criação do SUS estamos longe de um ideal de saúde em nosso país. Entender as diferentes vertentes do sistema como um todo é um importante desafio para fazê-lo funcionar melhor. O trabalho organizado pela professora Ana Maria Malik ao se debruçar sobre as diferentes vertentes, da legislação à logística, do empreendedorismo à segurança e da qualidade à governança, oferece um panorama amplo a todos que desejam estudar esse importante tema.

Luiz Eugênio Mello
Professor da Escola Paulista de Medicina,
conselheiro do FGVSaude e diretor científico da Fapesp

1 Aspectos legais aplicados à gestão da saúde

Heide Landi

INTRODUÇÃO

Ao gestor é necessário um conjunto de saberes multidisciplinares, pois uma organização é uma instituição complexa. Em organizações de saúde, por se tratarem de um setor controlado ou regulado pelo Estado (Lei n. 8.080/90),[1] o domínio do conhecimento é fundamental para seus profissionais, na medida em que problemas de ordem jurídica podem acarretar aumento dos custos.

Este capítulo tratará dos objetos relacionados ao contrato de trabalho do empregado, à responsabilidade tributária, à proteção de dados em saúde e à mediação e conciliação de conflitos. A escolha dos tópicos teve sua origem na pouca exploração das leis, de forma específica, em gestão da saúde.

Cabe ressaltar que a conduta do gestor é determinada pela norma e a norma é resultado da interpretação das leis.

O CONTRATO DE TRABALHO

Neste tópico, serão vistos os diferentes contratos de trabalho para a gestão dos serviços de saúde e suas implicações na esfera trabalhista.

A legislação trabalhista determina que o trabalhador seja contratado para exercer atividades específicas, por um determinado período, sendo sua função aquela que consta no contrato de trabalho. É a forma mais comum de vínculo entre empresas e profissionais e a mais protegida pelas legislações trabalhistas vigentes, pois existem contratos determinado, indeterminado, de experiência, de aprendizado e intermitente; é o que determina a Consolidação das Leis do Trabalho (CLT) e a Lei n. 13.467/17, lei da reforma trabalhista.[2,3]

Ocorre que nem sempre tal situação é reproduzida dessa forma. Existem casos em que, apesar de presentes as características que delineiam o contrato de trabalho, inexistem contratos por escrito entre as partes ou esses pactos são firmados em desacordo com a lei.

A legislação trabalhista reconhece que o contrato individual de trabalho é o acordo tácito ou expresso, correspondente à relação de emprego (art. 442, CLT),[2] mas se submete a determinadas características, normalmente atreladas ao tempo da prestação de serviços, portanto, da duração do contrato de trabalho.

Quando se fala de duração do contrato de trabalho, cuida-se de sua projeção no tempo. Interessa ao Direito do Trabalho que os contratos sejam celebrados com determinação quanto à sua vigência, portanto, os pactos trabalhistas entre empregadores e empregados podem ser divididos em dois principais tipos: os contratos de trabalho por prazo determinado e os de prazo indeterminado.

Entre os do primeiro grupo estão o contrato de experiência, o contrato de aprendizagem e o contrato por prazo determinado, para atender a serviço cuja natureza ou transitoriedade justifique a predeterminação do prazo ou que seja destinado a suprir atividades empresariais de caráter transitório.

Já o contrato por prazo indeterminado é o mais comum, sendo aquele em que o empregado comparece à empresa em dias e horários predeterminados, até que ocorra a rescisão contratual.

Considera-se como prazo determinado o contrato de trabalho cuja vigência dependa, necessariamente, de termo prefixado ou da execução de serviços específicos ou ainda da realização de certo acontecimento suscetível de previsão aproximada (art. 443, CLT, § 1º),[2] como: cobrir férias ou licença-maternidade de outro empregado etc. Sua duração não poderá ser estipulada por mais de dois anos, podendo ser renovado por uma única vez dentro do período (arts. 445 e 451, CLT).[2]

Ainda sobre os contratos determinados, é importante ressaltar que o contrato de experiência não pode exceder 90 dias de duração (art. 445, parágrafo único, CLT).[2] Ou seja, se o contrato inicial entre as partes for de 30 dias, poderá ser prorrogado por mais 60. Se o contrato for de 45 dias, poderá ser prorrogado por mais 45 dias. Em caso de descumprimento dessa norma, o contrato poderá ser considerado contrato por prazo indeterminado, gerando novas obrigações ao empregador.

O contrato de aprendiz é modalidade caracterizada como contrato especial. Isso porque seu objetivo é a formação profissional do aprendiz, hipótese em que quaisquer empresas de qualquer natureza se obriguem ao cumprimento de cota de aprendizagem (no mínimo 5% e no máximo 15% dos trabalhadores existentes em cada estabelecimento). O contrato de aprendizagem não está livre da anotação em carteira profissional e celebração de contrato por escrito, conforme dispõe o art. 429 da CLT.[2]

A Lei n. 13.467/2017[3] (reforma trabalhista) inovou com a criação do contrato de trabalho intermitente. Considera-se como intermitente o contrato de trabalho no qual a prestação de serviços, com subordinação, não é contínua, ocorrendo com alternância de períodos de prestação de serviços e de inatividade, determinados em horas, dias ou meses, independentemente do tipo de atividade do empregado e do empregador.

Ressalta-se que o trabalhador poderá prestar serviços de qualquer natureza a outros tomadores de serviço, que exerçam ou não a mesma atividade econômica, utilizando contrato de trabalho intermitente ou outra modalidade de contrato de trabalho. O empregador deve convocar o empregado com três dias de antecedência, tendo o empregado o prazo de um dia útil para responder ao chamado, presumido no silêncio a recusa.

Além disso, as formalidades de registro na carteira profissional, como a elaboração do termo de contrato, devem rigorosamente contemplar a qualificação das partes, o valor da hora ou do dia de trabalho, que não poderá ser inferior ao valor horário ou diário do salário mínimo, assegurada a remuneração do trabalho noturno superior à do diurno e o local e o prazo para o pagamento da remuneração (art. 452-A, § 12).[2]

RESPONSABILIDADE TRIBUTÁRIA

Os pagamentos efetuados por pessoa jurídica do setor de saúde a órgãos, conselhos profissionais, sindicatos, autarquias, fazendas públicas da União, dos Estados, do Distrito Federal e Municípios pelo fornecimento de bens ou prestação de serviços poderão estar sujeitos ao pagamento de tributos incidentes sob uma terceira pessoa. É o que dispõe o Código Tributário Nacional (CTN), Lei n. 5.172/66.[4]

O CTN permite atribuir a responsabilidade pelo crédito tributário a terceira pessoa, vinculada ao fato gerador da respectiva obrigação (responsável, substituto, sucessor, terceiro), excluindo a responsabilidade do contribuinte ou atribuindo-a a este em caráter supletivo do cumprimento total ou parcial da referida obrigação (CTN, art. 128).[4]

Mas quem são o contribuinte, o responsável, o substituto e o sucessor sujeitos ao pagamento dos tributos na gestão da saúde? São necessários exames de alguns conceitos e definições previstos no próprio CTN antes de adentrar na seara da responsabilidade tributária.

A título de definição, segundo o CTN, pode-se dizer que tributo é "toda prestação pecuniária compulsória, em moeda ou cujo valor nela se possa exprimir, que não constitua sanção de ato ilícito, instituída em lei e cobrada mediante atividade administrativa plenamente vinculada" (art. 3º, CTN).[4]

Tributos são prestações obrigatórias, não provenientes de penas por ato ilícito, criados por lei (Estado) e devidos à União, aos estados, ao Distrito Federal e aos municípios ou a entidades não estatais de fins de interesse público (Conselho Federal de Medicina – CFM, Conselho Federal de Enfermagem – Cofen, Conselho Federal de Administração – CFA, Serviço Social da Indústria etc.), de acordo com a competência tributária instituída pela Constituição Federal de 1988 – CF/88 (art. 153 a 156).[5]

É certo que, em princípio, tributo é gênero que apresenta como espécies: impostos, taxas e contribuição de melhorias (art. 5º, CTN).[4] Mas prevê a Constituição Federal de 1988 (CF/88)[5] outras espécies de contribuições, como as contribuições sociais, de intervenção no domínio econômico e de interesse das categorias profissionais ou econômicas (art. 149 e § 1º),[5] além do empréstimo compulsório (art. 148).[5]

Se é tributo um direito obrigacional, conforme definição do próprio CTN, necessário o exame da obrigação tributária e seus elementos, o que irá possibilitar aos gestores do setor de saúde identificar quando responde diretamente ou indiretamente pelas obrigações tributárias e consequentemente, seus direitos e deveres dela decorrentes.

A obrigação tributária é o vínculo jurídico em virtude do qual o sujeito passivo (devedor) deve prestar algo (pagar ou informar) ao sujeito ativo (credor), em virtude de determinada causa definida em lei; fato gerador – prestação de serviços médicos.[6]

É importante ressaltar que somente o Estado possui competência para criar tributos por meio de lei. Decretos, Portarias, Instruções Normativas etc. são espécies de normas jurídicas com força coercitiva, mas não são leis.

A capacidade para arrecadar tributos, fiscalizar e administrar a terceiro ente de direito público privado, diverso daquele que o criou (União, Estados, Municípios), como contribuições de intervenção no domínio econômico (CIDE) e de interesse das categorias profissionais ou econômicas (contribuições sindicais e contribuições a conselhos profissionais) é exercida por meio de delegação de competência. Essa delegação deverá ser feita mediante lei, por ente tributante que possui competência tributária instituída em lei.

São sujeitos ativos da obrigação tributária as pessoas jurídicas de direito público (União, Estados, Distrito Federal, Municípios e autarquias – art. 119, CTN)[4] e as pessoas jurídicas de direito privado, como os sindicatos e os conselhos profissionais (art. 149, CF/88).[5]

Para o CTN, art. 121,[4] o sujeito passivo pode ser: direto; contribuinte ou substituto (prestador de serviços médicos, compra de matéria-prima para fabricação de medicamentos etc.), ou indireto; responsável ou sucessor (contribuição sobre rendimentos do empregado em folha de pagamento, aquisição de sociedade etc.). Diretos são os sujeitos passivos que têm vínculo pessoal e direto com o fato gerador; já o responsável e o sucessor não têm vínculo com o fato gerador, resultando sua obrigação de disposição expressa em lei.

Com base nessas noções prévias, torna-se mais fácil identificar os diferentes sujeitos passivos e, consequentemente, sua responsabilidade tributária.

- *Contribuinte:* é o sujeito passivo que tem relação pessoal e direta com a situação que constitua o fato gerador; é quem pratica o ato (art. 121, parágrafo único, inciso I, do CTN).[4] Logo, quaisquer disposições contratuais, contidas em pactos de compra e venda, prestação de serviço de saúde etc., relativas à responsabilidade pelo pagamento de tributos que possa modificar a definição do sujeito passivo são cláusulas nulas. Somente a lei permitirá exceções (art. 123 do CTN).[4]
- *Substituto:* é o terceiro, participante de operações anteriores ou posteriores na cadeia de produção e comercialização, a quem a lei atribui a responsabilidade por crédito tributário, excluindo a responsabilidade do contribuinte (Decreto-Lei n. 406/68),[7] como a produção e comercialização de alguns medicamentos e equipamentos, utilizados nos serviços de saúde (Imposto sobre Produtos Industrializados – IPI).
- *Responsável:* é todo aquele a quem, não sendo contribuinte, a lei atribuiu a obrigação de arcar com tributos e/ou penalidades moratórias devidas por outrem (art. 121, parágrafo único, inciso II e 134, parágrafo único, do CTN).[4] A responsabilidade está centrada na possibilidade de o responsável tributário tornar efetivo o recolhimento do tributo, sem sofrer ele ônus do patrimônio. São responsáveis tributários os pais que respondem pelos tributos devidos pelos filhos menores, o administrador de bens, o gestor da massa falida, os sócios etc. (art. 134 do CTN).[4]
- *Sucessor:* é aquele que não tem uma ligação direta com o fato que deve ser tributado, mas tem uma relação, de direito privado, com o contribuinte, em virtude da qual a lei promove sua substituição legal nos direitos e obrigações tributárias do contribuinte (art. 129 do CTN).[4] O objetivo buscado pela responsabilidade sucessória é o recebimento do tributo. A responsabilidade abrange os créditos já constituídos (lançados) e os que ainda não tinham sido contabilizados até a data. A responsabilidade também pode ser atribuída a novos fatos que levem a nova interpretação da lei (art. 144, CTN).[4]

Existem três fatos geradores aplicáveis à responsabilidade sucessória: a hipótese de aquisição de bens imóveis, a hipótese de recebimento de herança e a hipótese de sucessão comercial.

O adquirente de bem imóvel responde pelos tributos incidentes sobre o imóvel devidos pelo anterior proprietário, por fatos geradores, como não pagamento de Imposto sobre a Propriedade Territorial Urbana (IPTU), Imposto Territorial Rural (ITR), taxas e contribuições de melhoria, ocorridos antes de ter adquirido a propriedade do bem (art. 130 do CTN).[4]

Pelos tributos devidos pelo autor da herança respondem: a pessoa formal do espólio, até o fim do inventário, com a partilha ou adjudicação dos bens e os herdeiros, legatários e o cônjuge meeiro pelos créditos tributários devidos pelo autor da herança ou seu espólio até o montante que o sucessor receber (art. 131, incisos II e III, do CTN).[4]

Na sucessão empresarial ocorrem várias situações. A primeira delas é a alteração da estrutura societária da empresa (art. 132, CTN).[4] A pessoa jurídica de direito privado que resultar em fusão, transformação ou incorporação de outra ou em outra é responsável pelos tributos devidos, até a data do ato, segundo a Lei das Sociedades Anônimas, n. 6.404/76.[8]

Já o art. 132 do CTN,[4] em parágrafo único que dispõe sobre a extinção das pessoas jurídicas de direito privado, estabelece que, se qualquer dos sócios, ou seu espólio, continuar na exploração da mesma atividade, sob a mesma ou outra razão social ou como pessoa física (sob firma individual), a nova pessoa jurídica ou o sócio torna-se sucessor da pessoa jurídica extinta, no que tange às obrigações tributárias daquela.

Por último, quem adquire não só o estabelecimento (bem corpóreo físico), mas também o fundo de comércio (nome, local, tradição do negócio, clientela etc.), responde pelos tributos devidos pelo vendedor até a data do ato (art. 133, incisos I e III, do CTN).[4]

Diz o art. 136 do CTN[4] que a infração tributária independe da intenção do agente e sua responsabilidade é exclusiva (art. 137),[4] portanto, em atos praticados por gestores, gerentes, prepostos ou empregados contra o interesse da pessoa jurídica e seus órgãos diretos, sendo o proveito resultante para o agente, só este é responsável pelas multas decorrentes das infrações cometidas. Todavia, quando para o agir ilícito há concursos das vontades do representante e dos demais órgãos da pessoa jurídica, há responsabilidade solidária do agente e da sociedade.

Em regra, a responsabilização do administrador ocorre com a execução fiscal, mas em alguns casos é possível que isso ocorra antes mesmo da propositura da ação.

A exclusão de responsabilidade por infração ocorre pela denúncia espontânea, acompanhada, se for o caso, do pagamento do tributo e juros de mora (art. 138 do CTN).[4]

Como verificado, a responsabilidade tributária na prestação dos serviços de saúde estabelecida pela legislação em vigor veio garantir muitos direitos ao Estado. Os gestores diretamente envolvidos com o pagamento de tributos podem responder pelo crédito tributário e, se ficar comprovado que a empresa facilitou, incentivou ou contribuiu para a sonegação de tributos, sócios e diretores também podem ser responsabilizados.

A PROTEÇÃO DE DADOS EM SAÚDE

O fluxo crescente da utilização de dados dos usuários e dos consumidores, principalmente por meios eletrônicos de comunicação, para a personalização de produtos, serviços e marketing, incluída a utilização pelo Estado, fez com que o legislador regulamentasse a proteção de dados pessoais após duas audiências públicas e nos moldes da lei instituída pela Comissão Europeia de Regulação de Dados – GDPR (General Data Protection Regulation).[9]

A Lei n. 13.709/18 – Lei Geral de Proteção de Dados Pessoais (LGPD)[10] – disciplina a coleta e o tratamento de dados pessoais, inclusive por meios eletrônicos, por pessoa natural ou pessoa jurídica de direito público ou privado, do país de sua sede ou de onde estejam localizados os dados, com o objetivo de proteger os direitos fundamentais de liberdade e de privacidade e o livre desenvolvimento da personalidade da pessoa natural (art. 1º a 3º).

Logo, profissionais da saúde, consultórios, clínicas, laboratórios de análises, hospitais, operadoras de saúde, secretarias de saúde, ministério da saúde, agências reguladoras, indústria farmacêutica, farmácias, fabricantes de materiais e insumos do setor de saúde em geral, além de outras espécies de fornecedores de produtos ou prestadores de serviço de saúde, regulados ou controlados (Lei n. 8.080/90),[1] sediados no Brasil ou em território estrangeiro, que arrecadam e tratam dados e informações devem proteger a privacidade, a intimidade e o segredo do usuário e do consumidor, de produtos e de serviços de saúde.

Neste ponto, o conceito específico e legal sobre dado, espécies de dados e forma de organização dos dados impõem-se ao conhecimento: dado pessoal, dado pessoal sensível, dado anonimizado, banco de dados e titular dos dados.

- *Dado pessoal:* informação relacionada a pessoa natural identificada ou identificável (art. 5º, inciso I, LGPD).[10]
- *Dado pessoal sensível:* dado pessoal sobre origem racial ou étnica, convicção religiosa, opinião política, filiação a sindicato ou a organização de caráter religioso, filosófico ou político, dado referente à saúde ou à vida sexual, dado genético ou biométrico, quando vinculado a uma pessoa natural (art. 5º, inciso II, LGPD).[10]

- *Dado anonimizado:* dado relativo a titular que não possa ser identificado, considerando a utilização de meios técnicos razoáveis e disponíveis na ocasião de seu tratamento (art. 5º, inciso III, LGPD).[10]
- *Banco de dados:* conjunto estruturado de dados pessoais, estabelecido em um ou em vários locais, em suporte eletrônico ou físico (art. 5º, inciso IV, LGPD).[10]
- *Titular:* pessoa natural a quem se referem os dados pessoais que são objeto de tratamento (art. 5º, inciso V, LGPD).[10]

Ultrapassado esse primeiro momento conceitual, convém revelar que os dados do usuário e do consumidor só poderão ser utilizados após autorização concedida pelo cidadão ou pelo consumidor, por escrito, determinando a quem e como permitirá o acesso a seus dados, bem como o alcance desse acesso (art. 7º a 11, LGPD).[10] As exceções foram elencadas no próprio artigo 7º da lei, mas a LGPD,[10] mesmo antes de sua entrada em vigor, sofreu alterações com a promulgação da Lei n. 13.853/2019.[11]

Antes de abordar o tema principal deste item, vale a pena contextualizar a proteção de dados do paciente e consumidor em diferentes Resoluções de órgãos profissionais.

Importante ressaltar que o Conselho Federal de Medicina (CFM) já normatizou a conduta do profissional médico no trato de dados do paciente em Resoluções anteriores à LGPD:[10] quando definiu que os médicos não devem fazer referências aos pacientes ou citar casos clínicos identificáveis em veículos de comunicação de massa ou de outras mídias (Resolução/CFM n. 1.246/88);[12] quando dispôs que as informações sobre o paciente só podem ser transmitidas a outro profissional com sua prévia autorização, por termo de consentimento livre e esclarecido, com a garantia de confidencialidade (Resolução/CFM n. 1.643/2002);[13] e quando determinou o procedimento a ser realizado em casos de digitalização de documentos médicos, guarda e manuseio, autorização a eliminação do papel e a troca de informação identificada em saúde (Resolução/CFM n. 1.821/2007).[14]

No que toca o interesse à proteção de dados do usuário e do consumidor, se tem que, em relação à prescrição feita por médico em atendimento de telessaúde, é permitido o acesso do enfermeiro aos dados do paciente, pois a ele recai o ônus de elaborar relatório circunstanciado sobre a urgência e as condutas médicas prescritas e as executadas pela enfermagem (Resolução Cofen n. 487/2015).[15]

Acresça-se que o setor de saúde já conta com algumas regulamentações pertinentes aos dados pessoais sensíveis, além das normas jurídicas descritas anteriormente, como:

- Portaria n. 3/99, que interpretou como cláusula abusiva o envio de dados sem o consentimento do paciente/consumidor (Ministério da Justiça – MJ).[16]
- Resolução n. 44/2009, que dispõe sobre Boas Práticas Farmacêuticas inclusive para utilização de dados (Agência Nacional de Vigilância Sanitária – Anvisa).[17]
- Resolução n. 305/2012, que determinou o padrão obrigatório para Troca de Informações na Saúde Suplementar (TISS) referente aos dados de atenção à saúde dos beneficiários de plano privado de assistência à saúde (Agência Nacional de Saúde Suplementar – ANS).[18]
- Lei n. 13.021/2014,[19] que dispõe sobre o exercício e a fiscalização das atividades farmacêuticas e trata do preenchimento de fichas farmacoterapêuticas com dados pessoais normais, que podem ser considerados dados consumeristas, e dados pessoais sensíveis, como os que revelam alguma característica fisiológica de pacientes.
- Lei n. 12.965/2014,[20] que estabeleceu direitos, limites e obrigações de usuários e serviços de internet, inclusive plataformas e aplicativos de saúde.
- Decreto n. 8.771/2016,[21] que regulamentou aspectos do Marco Civil da Internet, inclusive sobre o uso de dados pessoais, estabelecendo limites como a obrigação de se coletar dados somente para uma finalidade determinada, apenas na quantidade e nos tipos necessários para atingir esse propósito, devendo ser cancelados ao atingir a finalidade, caso não haja outra base legal para mantê-los.

A LGPD não define o que são dados referentes à saúde, mas os trata como dados pessoais sensíveis, logo, sujeitos a um regime especial de proteção. O mérito da lei vai além dos próprios benefícios para o usuário/consumidor e para a população brasileira, pelo tratamento de dados no desenvolvimento de políticas públicas de saúde. O objetivo é equilibrar as garantias individuais com a preocupação de não impedir o desenvolvimento de novos protocolos e tecnologias em saúde.

Esse equilíbrio é tão importante que a LGPD[10] já prevê sanções administrativas para quem infringir a lei, como advertência, multa simples, multa diária, suspensão parcial ou total de funcionamento, além de outras sanções (arts. 52 a 54).[10]

Para a maioria das pessoas, a proteção de dados pessoais é vista de forma bastante simplificada, mas a avaliação de seu impacto e a designação de encarregados por essa proteção devem ser revistas ou reforçadas por meio de iniciativas como a formação e capacitação dos recursos humanos, além do desenvolvimento da cultura de responsabilidade e obrigação do dever de sigilo (arts. 37 a 41).[10]

Nesta mesma linha de pensamento, a Lei n. 13.709/2018[10] prevê que o responsável que, em razão do exercício de atividade de tratamento de dados, causar dano patrimonial, moral, individual ou coletivo é obrigado a reparar. O juiz, no processo civil, poderá inverter o ônus da prova a favor do titular dos dados quando, a seu juízo, for verossímil a alegação, houver hipossuficiência para fins de produção de prova ou quando a produção de prova pelo titular resultar-lhe excessivamente onerosa (arts. 42 a 45).

A Lei n. 13.853,[11] de 8 de julho de 2019, arranjou a LGPD[10] quanto à tutela dos dados da saúde, bem como criou a Agência Nacional de Proteção de Dados (ANPD) pelo Poder Executivo. Cabe aqui um esclarecimento acerca da ANPD: a iniciativa de propositura de um órgão da administração pública indireta federal é competência do Poder Executivo e não do Poder Legislativo, como previu a Lei n. 13.709/2018,[10] de acordo com a Constituição Federal. Contudo, a sanção da Lei n. 13.853/2019[11] não foi suficiente, até o momento, para a instituição da ANPD, mesmo após mais de um ano de sua vigência.

As principais alterações da LGPD[10] concernentes aos dados pessoais sensíveis da saúde, em regra, são:

A. Os dados pessoais da saúde poderão ser tratados por profissionais da saúde, serviços de saúde ou autoridade sanitária desde que seu uso seja exclusivamente para a proteção da saúde (art. 7º, inciso VIII).
B. Os dados pessoais da saúde, de amplo acesso público, poderão ser tratados para um novo objetivo da tutela da saúde desde que sejam seguidos pelos princípios da finalidade, da boa-fé e do interesse público (art. 7º, inciso VIII).
C. Os dados de saúde não poderão ser compartilhados entre controladores com o objetivo de obter vantagem econômica. A exceção fica a cargo da prestação de serviços de saúde, de assistência farmacêutica e de assistência à saúde que beneficiem o titular dos dados (art. 11, "g", § 4º).
D. É permitida a portabilidade de dados a pedido do titular dos dados (art. 11, "g", § 4º, I).

Ainda dentro deste cenário de mudanças, a LGPD[10] teve sua eficácia alterada, ou seja, apresenta três prazos para sua implantação:

1. Imediato: para a criação da ANPD.
2. Agosto de 2021: para a aplicação de advertências e demais sanções previstas na LGPD[10] (Lei n. 14.010/2020).[22]
3. Maio de 2021: para os demais deveres postos na LGPD,[10] e este último prazo é decorrente da adoção do regime jurídico emergencial para o período da pandemia de Covid-19 (MP n. 959/2020).[23]

Salienta-se por derradeiro, dentro desta perspectiva, que a MP n. 959/2020[23] caducou em agosto de 2020 e, até o momento do fechamento deste estudo, não houve a edição de uma nova Medida Provisória ou a previsão de uma lei fixando novo prazo para a vigência dos deveres não abrangidos pelos prazos 1 e 2 supracitados.

Dada a importância dos dados pessoais para a preservação da privacidade, intimidade e desenvolvimento da pessoa humana, tramita na Câmara dos Deputados projeto de lei de Proposta de Emenda à Constituição (PEC) que inclui a proteção de dados pessoais entre os direitos e garantias fundamentais na Constituição Federal de 1988 (PEC n. 17/2019),[24]

A LGPD é uma prova clara da vulnerabilidade do usuário/consumidor, em relação à utilização de seus dados pessoais, mas se revela como um desafio ainda maior quando não institui órgão regulador (ANPD), capaz de orientar, traçar diretrizes e fiscalizar o propósito, a fim de que se cumpra o determinado pela LGPD.[10]

MEDIAÇÃO E CONCILIAÇÃO DE CONFLITOS

Métodos alternativos de pacificação de conflitos são fundamentais para minimizar os impactos da judicialização na saúde pública e privada. Ferramentas como Núcleos de Apoio Técnico (NAT), Cadastro Nacional de Pareceres, Notas e Informações Técnicas (e-NatJus), além da criação de varas especializadas em saúde, implantadas pelo Poder Judiciário, são, sem sombra de dúvidas, medidas que buscam atender demandas de usuários do Sistema Único de Saúde (SUS) e representantes e usuários da saúde suplementar. Porém, essas soluções só tratam de litígios já existentes.

Soluções extrajudiciais, como a Lei da Mediação (Lei n. 13.140/2015),[25] que propiciam a mediação e a autocomposição de conflitos na esfera da administração pública, além de outros meios previstos em lei, como a arbitragem, as ouvidorias, o Serviço de Atendimento ao Consumidor (SAC) etc., podem evitar litígios no setor de saúde.

O Código de Processo Civil (Lei n. 13.105/2015)[26] distingue a figura do conciliador e do mediador em seu art. 165, § 2º e 3º, a saber:

- *Conciliador:* aquele que atuará preferencialmente nos casos em que não houver vínculo anterior entre as partes. Poderá sugerir soluções para o litígio, sendo vedada a utilização de qualquer tipo de constrangimento ou intimidação para que as partes conciliem.
- *Mediador:* aquele que atuará preferencialmente nos casos em que houver vínculo anterior entre as partes. Auxiliará os interessados na compreensão

das questões e dos interesses em conflito, de modo que possam, por si próprios, mediante o restabelecimento da comunicação, identificar soluções consensuais que gerem benefícios mútuos.

São muitas as vantagens do uso da mediação e conciliação em solução de conflitos de saúde. Segundo o Conselho Nacional de Justiça (CNJ):

> [...] mais respeito à vontade dos envolvidos, mais controle sobre o procedimento (que pode ser suspenso e retomado), privacidade, cumprimento espontâneo das combinações ajustadas, mais satisfação e, por consequência, rapidez e economia. Até mesmo quando não é celebrado um acordo imediatamente, o uso do meio consensual propicia vantagens como a preservação da relação [...].[27]

Além disso, existe a possibilidade de só se discutir no Judiciário pontos não acordados na mediação e conciliação, no caso específico.

Havendo previsão em cláusula contratual, nos casos da saúde suplementar, de acordo com as determinações do Código de Defesa do Consumidor (CDC – Lei n. 8.078/90),[28] nada impede a utilização da mediação e conciliação.

Vale lembrar que é possível a conciliação pré-processual. O Poder Judiciário dispõe de uma unidade judiciária, o setor Pré-Processual de Solução de Conflitos do Centro Judiciário de Solução de Conflitos e Cidadania (Cejusc).[25]

Para a implantação da mediação e a conciliação, no Brasil, é necessária uma mudança de cultura do gestor do setor de saúde.

CONSIDERAÇÕES FINAIS

Encerra-se aqui o capítulo sobre os aspectos legais aplicados à gestão da saúde. É a hora em que você, gestor, deve fazer uma análise de todos os conceitos que foram apresentados nos tópicos e integrá-los em suas organizações.

O direito nasceu na sociedade para trazer segurança jurídica. Em uma sociedade de risco, em que estamos cada vez mais sujeitos a problemas de saúde, a função do direito é dar segurança e previsibilidade para as ações, para a organização, para os prestadores de serviços e para o Estado.

REFERÊNCIAS BIBLIOGRÁFICAS

1. Brasil. Lei n. 8.080, de 19 de setembro de 1990. Dispõe sobre as condições para a promoção, proteção e recuperação da saúde, a organização e o funcionamento dos serviços correspondentes e dá outras providências. Disponível em: http://www.planalto.gov.br/ccivil_03/leis/L8080.htm [acesso 15 dez. 2021].

2. Brasil. Decreto-Lei n. 5.452, 1 de maio de 1943. Aprova a Consolidação das Leis do Trabalho. Disponível em: http://www.planalto.gov.br/ccivil_03/decreto-lei/Del5452.htm [acesso 15 dez. 2021].
3. Brasil. Lei n. 13.467, 13 de julho de 2017. Altera a Consolidação das Leis do Trabalho, aprovada pelo Decreto-Lei n. 5.452, de 1º de maio de 1943, e as Leis n. 6.019, de 3 de janeiro de 1974, 8.036, de 11 de maio de 1990, e 8.212, de 24 de julho de 1991, a fim de adequar a legislação às novas relações de trabalho. Disponível em: http://www.normaslegais.com.br/legislacao/Lei-13467-2017.htm [acesso 15 dez. 2021].
4. Brasil. Lei n. 5.172, 25 de outubro de 1966. Dispõe sobre o Sistema Tributário Nacional e institui normas gerais de direito tributário aplicáveis à União, Estados e Municípios. Disponível em: http://www.planalto.gov.br/CCivil_03/leis/L5172.htm [acesso 15 dez. 2021].
5. Brasil. Constituição da República Federativa do Brasil, de 5 de outubro de 1988. Disponível em: http://www.planalto.gov.br/ccivil_03/constituicao/constituicaocompilado.htm [acesso 15 dez. 2021].
6. Carvalho PB. Curso de direito tributário. 8. ed. São Paulo: Saraiva; 1998.
7. Brasil. Decreto-Lei n. 406, de 31 de dezembro de 1968. Estabelece normas gerais de direito financeiro, aplicáveis aos impostos sobre operações relativas à circulação de mercadorias e sobre serviços de qualquer natureza, e dá outras providências. Disponível em: http://www.planalto.gov.br/ccivil_03/Decreto-Lei/Del0406.htm [acesso 15 dez. 2021].
8. Brasil. Lei n. 6.404, de 15 de dezembro de 1976. Dispõe sobre as Sociedades por Ações. Disponível em: http://www.planalto.gov.br/ccivil_03/LEIS/L6404consol.htm [acesso 15 dez. 2021].
9. Comissão Europeia. Comunicação da comissão ao parlamento europeu, ao Conselho, ao comitê econômico e social europeu e ao comitê das regiões. Plano de ação para a saúde em linha, 2012-2020 – Cuidados de saúde inovadores para o século XXI. Disponível em: https://eur-lex.europa.eu/legal-content/PT/TXT/PDF/?uri=CELEX:52012DC0736&from=PT [acesso 15 dez. 2021].
10. Brasil. Lei n. 13.709, 14 de agosto de 2018. Dispõe sobre a proteção de dados pessoais e altera a Lei n. 12.965, de 23 de abril de 2014. Disponível em: http://www.planalto.gov.br/ccivil_03/_Ato2015-2018/2018/Lei/L13709.htm [acesso 15 dez. 2021].
11. Brasil. Lei n. 13.853, de 8 de julho de 2019. Altera a Lei n. 13.709, de 14 de agosto de 2018, para dispor sobre a proteção de dados pessoais e para criar a Autoridade Nacional de Proteção de Dados; e dá outras providências. Disponível em: http://www.planalto.gov.br/ccivil_03/_ato2019-2022/2019/lei/l13853.htm [acesso 15 dez. 2021].
12. Conselho Federal de Medicina. Resolução n. 1.246 de 1988. Brasília, DF: DOU 26 de jan. 1988. Disponível em: https://portal.cfm.org.br/wp-content/uploads/2020/09/1246_1988.pdf [acesso 15 dez. 2021].
13. Conselho Federal de Medicina. Resolução n. 1.643 de 2002. Brasília, DF: DOU 26 de ago. 2002. Disponível em: http://www.portalmedico.org.br/resolucoes/cfm/2002/1643_2002.pdf [acesso 15 dez. 2021].
14. Conselho Federal de Medicina. Resolução n. 1.821 de 2007. Brasília, DF: DOU 23 de nov. 2007. Disponível em: http://www.portalmedico.org.br/resolucoes/cfm/2007/1821_2007.pdf [acesso 15 dez. 2021].
15. Conselho Federal de Enfermagem. Resolução n. 487 de 2015. Brasília, DF: DOU 25 ago. 2015. Disponível em: http://www.cofen.gov.br/resolucao-cofen-no-4872015_33939.html [acesso 15 dez. 2021].
16. Brasil. Ministério da Justiça. Secretaria de Direito Econômico. Portaria n. 3, de 19 de março de 1999. Cláusulas Abusivas relativas ao fornecimento de produtos e serviços, constantes do art. 51 da Lei n. 8.078, de 11 de setembro de 1990. Disponível em: http://www.decon.com.br/portaria03.htm [acesso 15 dez. 2021].
17. Brasil. Ministério da Saúde. Agência de Vigilância Sanitária (Anvisa). Resolução de Diretoria Colegiada – RDC n. 44, de 17 de agosto de 2009. Dispõe sobre Boas Práticas Farmacêuticas para o controle sanitário do funcionamento, da dispensação e da comercialização de produtos e da prestação de serviços farmacêuticos em farmácias e drogarias e dá outras providências. Disponível em: http://antigo.anvisa.gov.br/documents/10181/2718376/RDC_44_2009_COMP2.pdf/51e7ed-13-3998-4082-9b8b-9e1878964761 [acesso 15 dez. 2021].

18. Brasil. Ministério da Saúde. Agência Nacional de Saúde Suplementar – ANS. Resolução Normativa – RN n. 305, de 9 de outubro de 2012. Dispõe sobre o Padrão obrigatório para Troca de Informações na Saúde Suplementar – Padrão TISS dos dados de atenção à saúde dos beneficiários de Plano Privado de Assistência à Saúde; revoga a Resolução Normativa – RN n. 153, de 28 de maio de 2007 e os artigos 6º e 9º da RN n. 190, de 30 de abril de 2009. Disponível em: http://www.ans.gov.br/component/legislacao/?view=legislacao&task=TextoLei&format=raw&id=MjI2OA== [acesso 15 dez. 2021].
19. Brasil. Lei n. 13.021, de 8 de agosto de 2014. Dispõe sobre o exercício e a fiscalização das atividades farmacêuticas. Disponível em: http://www.planalto.gov.br/ccivil_03/_Ato2011-2014/2014/Lei/L13021.htm [acesso 15 dez. 2021].
20. Brasil. Lei n. 12.965, de 23 de abril de 2014. Estabelece princípios, garantias, direitos e deveres para o uso da internet no Brasil. Disponível em: http://www.planalto.gov.br/ccivil_03/_ato2011-2014/2014/lei/l12965.htm [acesso 15 dez. 2021].
21. Brasil. Decreto n. 8.771, de 11 de maio de 2016. Regulamenta a Lei n. 12.965, de 23 de abril de 2014, para tratar das hipóteses admitidas de discriminação de pacotes de dados na internet e de degradação de tráfego, indicar procedimentos para guarda e proteção de dados por provedores de conexão e de aplicações, apontar medidas de transparência na requisição de dados cadastrais pela administração pública e estabelecer parâmetros para fiscalização e apuração de infrações. Disponível em: http://www.planalto.gov.br/ccivil_03/_Ato2015-2018/2016/Decreto/D8771.htm [acesso 15 dez. 2021].
22. Brasil. Lei n. 14.010, de 10 de junho de 2020. Dispõe sobre o Regime Jurídico Emergencial e Transitório das relações jurídicas de Direito Privado (RJET) no período da pandemia do coronavírus (Covid-19). Disponível em: http://www.planalto.gov.br/ccivil_03/_ato2019-2022/2020/lei/L14010.htm [acesso 15 dez. 2021].
23. Brasil. Medida Provisória n. 959, de 29 de abril de 2020. Estabelece a operacionalização do pagamento do Benefício Emergencial de Preservação do Emprego e da Renda e do benefício emergencial mensal de que trata a Medida Provisória n. 936, de 1º de abril de 2020, e prorroga a *vacatio legis* da Lei n. 13.709, de 14 de agosto de 2018, que estabelece a Lei Geral de Proteção de Dados Pessoais – LGPD. Disponível em: http://www.planalto.gov.br/ccivil_03/_ato2019-2022/2020/mpv/mpv959.htm [acesso 15 dez. 2021].
24. Brasil. Câmara dos Deputados. Proposta de Emenda à Constituição n. 17, de 3 de julho de 2019. Disponível em: https://www.camara.leg.br/proposicoesWeb/fichadetramitacao?idProposicao=2210757 [acesso 15 dez. 2021].
25. Brasil. Lei n. 13.140, de 26 de junho de 2015. Dispõe sobre a mediação entre particulares como meio de solução de controvérsias e sobre a autocomposição de conflitos no âmbito da administração pública; altera a Lei n. 9.469, de 10 de julho de 1997, e o Decreto n. 70.235, de 6 de março de 1972; e revoga o § 2º do art. 6º da Lei n. 9.469, de 10 de julho de 1997. Disponível em: http://www.planalto.gov.br/ccivil_03/_ato2015-2018/2015/Lei/L13140.htm [acesso 15 dez. 2021].
26. Brasil. Lei n. 13.105, de 16 de março de 2015. Código de Processo Civil. Disponível em: http://www.planalto.gov.br/ccivil_03/_Ato2015-2018/2015/Lei/L13105.htm [acesso 15 dez. 2021].
27. Brasil. Conselho Nacional de Justiça. Resolução CNJ n. 125, de 29 de novembro de 2010. Dispõe sobre a Política Judiciária Nacional de tratamento adequado dos conflitos de interesses no âmbito do Poder Judiciário e dá outras providências. Disponível em: http://www.cnj.jus.br/busca-atos-adm?documento=2579 [acesso 15 dez. 2021].
28. Brasil. Lei n. 8.078, de 11 de setembro de 1990. Dispõe sobre a proteção do consumidor e dá outras providências. Disponível em: http://www.planalto.gov.br/ccivil_03/Leis/L8078.htm [acesso 15 dez. 2021].

2 Saúde populacional

Alberto José N. Ogata
Ana Maria Malik

INTRODUÇÃO

As transformações econômicas, demográficas, sociais e políticas ocorridas em todo o mundo exigem um novo olhar sobre a questão da saúde. Ela não pode ficar restrita ao "setor" da saúde, ou seja, profissionais, hospitais, centros diagnósticos, unidades de atendimento, ou mesmo aos formuladores de políticas públicas. Está cada vez mais claro que os determinantes de saúde são amplos e difusos em toda a sociedade e isso exige que a abordagem deixe de ser fragmentada e unifocal. A saúde populacional busca oferecer uma visão integrada da saúde e, com isso, obter os resultados desejados para os diferentes *stakeholders* na sociedade.

CONCEITO

O conceito de saúde populacional ainda não está claramente definido por se tratar de um termo relativamente novo ou pelo menos usado de forma diferente da usual.[1] Saúde populacional, no século XXI, se refere à distribuição dos desfechos em saúde na população, aos determinantes que influenciam a saúde, assim como às políticas e às intervenções que afetam esses determinantes.[2] Neste caso, são populações restritas, como uma organização, uma comunidade, um bairro, uma cidade, um estado ou um país, pois uma determinada região geográfica permite a adequada priorização e a estratificação baseadas em sua demografia, perfil de risco e demais dados estatísticos,[3] assim como elaborar estratégias específicas para cada grupo.

Os determinantes sociais em saúde envolvem os diversos fatores que afetam a vida das pessoas, como o ambiente físico, social e econômico e os fatores comportamentais individuais. As ações em saúde pública focam, quando possível, nos determinantes de saúde nas comunidades, nos cuidados preventivos, na educação em saúde e nas políticas envolvendo a saúde individual e coletiva.

Por outro lado, os desfechos em saúde, como as taxas de morte prematura, incapacidades, doenças crônicas não transmissíveis, entre outras, decorrem das interações entre os diferentes determinantes. Sabe-se que as disparidades em âmbito individual e populacional interferem nos desfechos individuais e coletivos. Eles fazem parte dos temas transversais da Política Nacional de Promoção de Saúde, que propõe identificar as diferenças nas condições e nas oportunidades de vida, buscando alocar recursos e esforços para a redução das desigualdades evitáveis.[4] De acordo com Barbara Starfield, a saúde populacional não é a mera soma da saúde dos indivíduos, mas envolve também a natureza da distribuição dos níveis de saúde na população.[5]

Com relação à atenção à saúde, busca-se envolver todo o espectro do cuidado, a saber:

A. Promoção da saúde.
B. Prevenção de riscos e doenças.
C. Atenção primária.
D. Atenção secundária, inclusive gestão de doenças crônicas e de casos.
E. Atenção terciária.

O paradigma da saúde populacional, sob a perspectiva clínica, exige que o cuidado integrado esteja focado em promoção da saúde, prevenção de doenças e gestão de condições crônicas. Todas essas atividades se baseiam na colaboração com pacientes ativos e engajados.[6]

MODELOS CONCEITUAIS

Modelo de atenção às condições crônicas

Este modelo foi inicialmente descrito em 1988 e tem sido amplamente adotado nos sistemas de saúde em vários países.[7] Wagner propôs um modelo que substituísse o consultório médico por uma estrutura multiprofissional que atua em colaboração com o paciente no seu cuidado e que não leva em consideração somente os indicadores clínicos para a organização do sistema.[7]

O **modelo de atenção às condições crônicas** – MACC (*chronic care model* – CCM) é composto de seis elementos, subdivididos em dois grandes campos: o sistema de atenção à saúde e a comunidade. No sistema de atenção à saúde, é importante considerar:

1. A organização da atenção à saúde.
2. O desenho do sistema de prestação de serviços.
3. O suporte às decisões nos sistemas de informação clínica.
4. O autocuidado apoiado.

Na comunidade as mudanças estão centradas na articulação dos serviços de saúde com os recursos da comunidade. Um elemento central do modelo é o autocuidado apoiado, em que o participante estabelece um plano de cuidado juntamente com a equipe multiprofissional, com metas claras, responsabilidades divididas e acompanhamento constante.[7]

Os elementos deste modelo apresentam inter-relações que permitem desenvolver cidadãos informados e ativos, associados a uma equipe de saúde proativa e preparada para gerar melhores resultados funcionais e de saúde para a população.[7] Estudo que avaliou algumas práticas desenhadas contemplando todos os elementos do CCM demonstrou melhora da qualidade do cuidado e dos desfechos em várias condições crônicas.[8]

Embora não se possa atribuir a culpa pelo desenvolvimento de condições crônicas, sabe-se que um fator crítico para a ocorrência de morte prematura por essas condições é o comportamento do paciente. Dos seis elementos do CCM, o grau em que o paciente é informado e ativo é muito importante para melhorar seus desfechos em saúde. Pacientes empoderados têm maior chance de adotar estratégias de autocuidado e incorporar comportamentos saudáveis. Os sistemas de saúde devem desenvolver um conjunto de soluções para ajudar, de maneira efetiva, os pacientes no autocuidado. Considerando que os profissionais não têm tempo nem recursos para consultar as evidências científicas durante os atendimentos, é importante oferecer um suporte robusto para ajudar na decisão clínica no local de atendimento. Cada um dos componentes deve ter o apoio dos sistemas de informação clínica que permitam o acompanhamento do progresso na gestão do cuidado.[2]

Triple aim (tripla meta)

Lançado em 2007 pela organização estadunidense Institute of Healthcare Improvement (IHI), este modelo consiste em uma agenda para melhorar o desempenho do cuidado medido por meio de três dimensões: a saúde de uma determinada população, a experiência do cuidado conforme percebida pelos indivíduos desta população e o custo *per capita* para sua execução. Neste caso, grupos de indivíduos definidos pela geografia, condição ou outros atributos podem ser considerados como população se os dados estiverem disponíveis para acompanhamento ao longo do tempo.[2,9] Os componentes do *triple aim* não são independentes uns dos outros. As mudanças que ocorrem em uma meta podem afetar as outras duas, de maneira positiva ou negativa. Isso exige uma busca no equilíbrio sobre a alocação de recursos, as coberturas oferecidas e os desfechos desejados. A adoção do *triple aim* traz dificuldades como a incorporação de novas tecnologias (muitas delas com impacto limitado), cuidado centrado no médico, pouca adoção de sistemas baseados no conhecimento entre os prestadores de cuidado em saúde e demanda baseada na disponibilidade de serviços. Neste contexto, é fundamental a definição da população-alvo a ser acompanhada. Ela deve poder ser segmentada de acordo com o estado de saúde e a definição do "integrador" que se responsabiliza pelos três componentes do modelo, respondendo pelas necessidades e interesses individuais da população-alvo (que necessitam ou não de cuidado do sistema de saúde) e pelos custos individuais ou totais do sistema.[9]

O ESPECTRO DO CUIDADO

O sistema de saúde é primordialmente desenhado para os cuidados agudos, em que os atendimentos são breves, reativos, pouco planejados e orientados a problemas. A integração de diretrizes e ferramentas de ajuda à decisão clínica não é a norma, com uma interação clínica longe do ideal. Neste contexto, o especialista deve complementar e não competir com a função do médico de família ou médico da atenção primária. Desta forma, a atuação da atenção primária se torna mais fácil, compartilhando uma visão integradora juntamente com o hospital e os centros de diagnóstico. Este modelo é especialmente eficaz nas circunstâncias que mais consomem recursos: as enfermidades que associam diversos diagnósticos, os pacientes crônicos persistentemente sintomáticos e os pacientes complexos em fase diagnóstica. Estes pacientes recebem várias prescrições de medicamentos, requerem consultas médicas com diferentes profissionais, de atenção tanto primária como especializada, são seguidos por vários especialistas, com diferentes abordagens e com múltiplas internações ao ano. As consultas clínicas são rápidas, reativas e escassamente planejadas. Não é frequente a divisão do trabalho dos profissionais e observa-se falta de integração aliada à escassez de ferramentas de ajuda à tomada de decisão. Consequentemente, a atenção às condições crônicas é feita por profissionais não preparados, dirigida para um paciente passivo e desinformado.[10] Muitas vezes, essas enfermidades não são curadas, agravam-se de forma progressiva, com diminuição gradual da autonomia e da capacidade funcional, gerando repercussões sociais e econômicas.

As linhas de cuidado devem acompanhar o usuário durante todo o processo de assistência, envolvendo os diferentes profissionais e serviços. De acordo com Malta e Merhi (2010), elas têm início na entrada do usuário em qualquer ponto do sistema que opere a assistência, seja no atendimento domiciliar, seja na equipe de saúde da família/atenção básica, em serviços de urgência, nos consultórios, enfim, em qualquer ponto em que haja interação entre o usuário e o profissional de saúde. A partir desse lugar de entrada, abre-se um percurso que se estende conforme as necessidades do beneficiário, por serviços de apoio diagnóstico e terapêutico, especialidades, atenção hospitalar e outros.[11]

No século XXI, as Redes de Atenção à Saúde (RAS) assumem importância cada vez maior na organização do cuidado. De acordo com o Ministério da Saúde, as RAS são "arranjos organizativos de ações e serviços de saúde, de diferentes densidades tecnológicas que, integradas por meio de sistemas de apoio técnico, logístico e de gestão, buscam garantir a integralidade do cuidado".[12] Por meio delas ocorre a formação de relações horizontais entre os diferentes pontos de atenção, tendo a atenção primária à saúde (APS) como centro de comunicação. A APS se responsabiliza por atenção contínua e integral, pelo cuidado multiprofissional, pelo compartilhamento de objetivos e pelo compromisso com os resultados, tanto de saúde quanto econômicos.[13] Por meio dos serviços integrados de saúde, a gestão e a oferta de serviços são organizadas de forma a que as pessoas recebam um contínuo de serviços, preventivos e curativos, de acordo com suas necessidades, ao longo do tempo e por meio de diferentes níveis de APS.[12] Espera-se de uma abordagem sistêmica do espectro do cuidado a obtenção de resultados sustentáveis para o sistema de saúde e a contribuição para a qualidade de vida dos cidadãos.[14]

Promoção da saúde e prevenção de riscos e doenças

A Organização Mundial da Saúde (OMS) define a promoção da saúde como "o processo de capacitar as pessoas para aumentar o seu controle sobre sua saúde e seus determinantes e consequentemente melhorar o seu estado de saúde".[15] De acordo com Green e Kreuter, a promoção da saúde seria a "combinação do suporte educacional e ecológico para ações e condições de vida que conduzem à saúde".[16] Os autores incluem no campo ecológico as circunstâncias sociais, políticas, econômicas, organizacionais e regulatórias interagindo com o fator comportamental na saúde.

Neste contexto, é importante distinguir os conceitos de promoção da saúde e de prevenção de doenças. A prevenção seria toda medida que, tomada antes do surgimento ou agravamento de uma dada condição mórbida, visa afastar a doença do doente ou vice-versa para que tal condição não se manifeste ou ocorra de forma menos grave ou mais branda nos indivíduos ou na coletividade. Um exemplo de abordagem preventiva seria a adoção de um programa de imunização por meio da vacinação. Por outro lado, a promoção da saúde caracteriza uma intervenção que tem como horizonte ou meta ideal a eliminação duradoura ou permanente da doença, pois buscaria atingir suas causas mais básicas, e não apenas evitar que as doenças se manifestem nos indivíduos e nas coletividades.[17] Neste caso, por exemplo, a realização de exames de detecção precoce de lesões precursoras do câncer de colo de útero utilizando colpocitologia oncótica não é uma ação de promoção da saúde.

A promoção da saúde é um componente importante do sistema de saúde assumindo os seguintes pressupostos:[18]

- O estado de saúde pode ser modificado.
- Estratégias adequadas de prevenção podem ser desenvolvidas para lidar com condições específicas de saúde.
- A saúde de um indivíduo é influenciada por vários fatores, como hereditariedade, ambiente e o sistema de saúde e não apenas o estilo de vida.
- As mudanças comportamentais dos indivíduos e na sociedade afetarão positivamente o estado de saúde individual.
- As pessoas, as famílias, os grupos sociais e as comunidades podem aprender a assumir responsabilidade sobre sua saúde; isso, por sua vez, influencia os comportamentos e os estilos de vida.
- A motivação e a preparação para a mudança são fundamentais para a adoção duradoura de novos comportamentos.

A efetividade dos programas de promoção de saúde pode variar muito. Entretanto, o sucesso da intervenção pode ser associado ao planejamento que ocorre antes de sua implantação.[19] As intervenções para minimizar os fatores de risco da população em geral deveriam ser direcionadas para apoiar a melhoria do estilo de vida. Há décadas se conhece o fato de que cerca de 40% da saúde de uma pessoa depende de suas escolhas comportamentais. A carga genética contribui com 30%, as circunstâncias sociais com 15%, a assistência médica com 10% e as condições ambientais com 5%. Fatores como hereditariedade e envelhecimento não podem ser controlados, mas o estilo de vida, que é determinante para a melhoria da saúde, pode ser modificado.[20]

No entanto, muitas pessoas desconhecem os fatores de risco para condições crônicas, inclusive na sua própria realidade. Com relação às doenças cardiovasculares e diabetes, muitas pessoas desconhecem seu diagnóstico de hipertensão arterial, diabetes e dislipidemia. Por outro lado, muitas pessoas com câncer de colo de útero ou de mama recebem diagnóstico em fases avançadas da doença.[21,22] Da mesma maneira, o sistema de saúde não é estratificado por fatores de risco, tampouco realiza abordagens e ações para seu controle e mitigação.

Estudos populacionais nacionais, como o Vigilância de Fatores de Risco e Proteção para Doenças Crônicas por Inquérito Telefônico (Vigitel) e a Pesquisa

Nacional de Saúde e coortes como o estudo Estudo Longitudinal de Saúde do Adulto (ELSA Brasil), demonstram a importância da integração dos diferentes *stakeholders* na sociedade para melhorar as taxas de atividade física e alimentação saudável, reduzir as taxas de uso abusivo do álcool, do tabagismo, aprimorar o controle da hipertensão arterial e do diabetes e controlar o aumento das taxas de excesso de peso e obesidade.[21]

Atenção primária à saúde

Atualmente, considera-se que a APS pode oferecer cuidado de melhor qualidade, com desfechos clínicos mais adequados e utilização apropriada de recursos humanos e financeiros do sistema de saúde.

Barbara Starfield define quatro atributos essenciais da APS, aceitos e adotados no mundo todo,[23] a saber:

A. Acesso: permite ao usuário utilizar o sistema a cada novo problema de saúde ou a cada novo episódio do mesmo problema. Trata-se de um atributo muito importante, pois facilita o encontro do participante com a equipe de cuidado, evitando a busca pelo serviço de emergência ou o acesso direto aos especialistas.

B. Coordenação do cuidado: propicia a oportunidade para a equipe de APS acompanhar o participante em outros pontos de atendimento, como o hospital, os consultórios de especialistas e os centros diagnósticos. Ou seja, o participante não sai do "radar" nem do "circuito" do sistema e conserva o vínculo com o time da APS.

C. Longitudinalidade: propicia o acompanhamento do participante ao longo de seu ciclo de vida, evitando a fragmentação de seu cuidado e reforçando o vínculo com o sistema de saúde.

D. Integralidade: visa oferecer uma gama ampla de serviços ao cidadão, por diferentes profissionais da equipe de saúde, em sintonia com o atributo da longitudinalidade. Por exemplo, o serviço de APS pode acompanhar a gestante durante o pré-natal e o neonato por meio da puericultura; pode ainda realizar imunizações e oferecer alternativas de anticoncepção, sem necessidade de encaminhamento para outros serviços.

Os desfechos desejados para o sistema de saúde serão atingidos com mais facilidade quando a APS contemplar seus quatro atributos essenciais e não apenas seu papel de porta de entrada ou *gatekeeper*, que busca unicamente conter o acesso do usuário a especialistas ou a exames mais custosos.

No Brasil, no Sistema Único de Saúde (SUS), existe a Política Nacional de Atenção Básica (PNAB), que visa desenvolver uma atenção integral que gere impacto positivo na situação de saúde, na autonomia das pessoas e nos determinantes e condicionantes de saúde das coletividades. Isto ocorreria mediante o exercício de práticas de cuidado e gestão participativas, sob a forma de trabalho em equipe, dirigidas a populações de territórios definidos, pelas quais assume a responsabilidade sanitária, considerando a dinamicidade existente no território em que essas populações vivem.[24]

A PNAB é desenvolvida utilizando descentralização e capilaridade, de forma a estar próxima da vida das pessoas, devendo ser o contato preferencial dos usuários, a principal porta de entrada e o centro de comunicação com a rede de atenção à saúde do SUS. Ela prevê a presença de diferentes formações profissionais, assim como alto grau de articulação entre os profissionais; além disso, preconiza o deslocamento do processo de trabalho centrado em procedimentos profissionais para um processo centrado no usuário.[25]

É importante reforçar que, no sistema privado (saúde suplementar), os fundamentos da APS também devem ser observados e não devem se restringir a clínicas ou contratação de médicos de família, mantendo a fragmentação e descoordenação da rede assistencial.

Gestão de doenças crônicas e de casos

As doenças crônicas compõem o conjunto de condições crônicas relacionadas a causas múltiplas e caracterizadas por início gradual, de prognóstico usualmente incerto, com duração longa ou indefinida. Apresentam curso clínico que muda ao longo do tempo, com possíveis períodos de exacerbação, podendo gerar incapacidades. Em geral apresentam desenvolvimento lento, por períodos extensos – mais de seis meses – e apresentam efeitos de longo prazo, difíceis de prever. A maioria dessas doenças não tem cura, como diabetes, asma, doença de Alzheimer, hipertensão e Aids.[26]

Cada vez mais é importante ressaltar o conceito de cuidado integrado que envolve vários tipos de colaboração, parceria ou redes entre os serviços de atenção à saúde que atuam juntos para atingir as necessidades multidimensionais dos indivíduos ou grupo de pessoas com necessidades ou problemas semelhantes.[27] O cuidado integrado é uma resposta ao fato de que as doenças crônicas só raramente podem ser tratadas isoladamente. Estes modelos organizam o tratamento (e a prevenção) para oferecer serviços mais integrados ao longo de todo o espectro do cuidado.[28] Em geral, o programa de gestão de doença crônica se caracteriza por uma abordagem prospectiva, doença-específica, enquanto o cuidado integrado tem um espectro mais amplo, envolvendo pessoas com necessidades complexas que advêm de múltiplas condições, aliada à maior fragilidade pelo envelhecimento.[13]

Frequentemente as condições crônicas permanecem sem tratamento ou são pouco controladas, até que surja uma complicação ou exacerbação. Mesmo quando as condições crônicas são reconhecidas, pode haver um hiato até que sejam utilizados tratamentos efetivos e baseados em evidências. Recomenda-se o desenvolvimento de programas para o gerenciamento dessas doenças por meio de um conjunto de estratégias assistenciais e educacionais orientadas para um grupo de indivíduos portadores de doenças crônicas com potencial risco de agravamento e, consequentemente, com a necessidade de um aporte de tecnologias mais complexas e de maior custo. Nesse tipo de programa há maior ênfase nas ações de prevenção secundária (diagnóstico precoce e tratamento para impedir agravamento da doença) e prevenção terciária (ações de reabilitação), visando à diminuição da morbidade e redução dos anos perdidos por incapacidade.

Os componentes essenciais de um programa de gestão de doenças crônicas são:[13,29]

- Abordagem ampla, de caráter multidisciplinar, durante todo o ciclo da doença.
- Cuidado integrado com coordenação entre os componentes, incluindo médicos, hospitais, laboratórios e farmácias.
- Orientação para uma determinada população (definida por uma condição específica).
- Utilização de ferramentas de gestão que contribuam para ativação do paciente (educação em saúde, empoderamento, autocuidado).
- Implantação de diretrizes baseadas em evidências, protocolos e linhas de cuidado.
- Tecnologias da informação e comunicação (TIC).
- Melhora contínua da qualidade.

Faz-se necessária, também, a articulação dos programas com a rede prestadora de serviços de saúde no que tange à garantia de fluxos integrados entre os participantes e os diversos serviços necessários à sua assistência. A operação do programa envolve acompanhar e, principalmente, orientar a trajetória do participante nos diversos serviços de saúde, cuidando para não haver sobreposição de tratamentos, interação medicamentosa, tratamentos sem evidência científica, entre outros. Além disso, os benefícios da adesão ao tratamento se estendem não só aos pacientes, mas às famílias, aos prestadores de serviços de saúde e à sociedade. O participante passa a ter sua condição crônica seguida podendo, na maioria das vezes, manter uma vida saudável e economicamente ativa, com maior autonomia e menor dependência dos cuidados da família. O prestador de serviços de saúde economiza com a redução de internações emergenciais e intervenções cirúrgicas e a economia ganha com o aumento da produtividade.

A estrutura do programa de gestão de doenças crônicas deve incluir:[13]

- Registro adequado de pacientes para convidar e monitorar a participação nas atividades do programa.
- Utilização de plano de ação, desenvolvido com cada paciente, incluindo a responsabilidade para cada membro da equipe multiprofissional.
- Possibilidade para o paciente de acesso a programas de autocuidado em saúde.
- Visitas da equipe de saúde ao paciente em que os interesses e dúvidas são abordados, possibilitando um aprendizado mútuo.
- Disponibilidade de recursos remotos (telefone, internet, e-mail etc.).
- Gestão de casos com comunicação remota.
- Prontuário eletrônico para garantir a continuidade e a integração do cuidado.

CONSIDERAÇÕES FINAIS

A saúde é essencial para as pessoas, as comunidades, as empresas e para o país. Neste contexto, há o desafio de mudar o foco da atenção à saúde, que em geral se localiza somente nos hospitais, nos centros diagnósticos e no atendimento médico, para uma visão ampla e proativa que abranja toda a população, os determinantes de saúde e os fatores de risco e a proteção contra as condições crônicas. A abordagem em saúde populacional exige metodologias e estratégias baseadas em evidências científicas, o uso das TIC e a integração dos diferentes *stakeholders*. Ela deve considerar os determinantes sociais de saúde e os diferentes espaços de vida do cidadão. Especial atenção deve ser dada ao ambiente de trabalho. O cuidado deve ser abrangente e, sempre que possível, deve incluir o uso de ferramentas que facilitam seu acesso, como a telessaúde.

REFERÊNCIAS BIBLIOGRÁFICAS

1. Kindig D, Stoddart G. Models for population health. Am J Public Health. 2003;93(3)380-4.
2. Fabius RF et al. The population health promise. In: Nash DB, Fabius RJ, Skoufalos A, Clarke JL, Horowitz MR, eds. Population health: creating a culture of wellness. 2. ed. Burlington, MA: Jones & Bartlett Learning; 2011.
3. Esterhay R, Bohn Jr. HJ. Population health and the community system. In: Esterhay RJ, Nesbitt LS, Taylor JH, Bohn Jr. HJ, eds. Population health: management, policy and innovation. 2. ed. Virginia Beach, VA: Convergent Publishing; 2017.
4. Brasil. Ministério da Saúde. Secretaria de Vigilância em Saúde. Política Nacional de Promoção de Saúde. Brasília: Ministério da Saúde; 2015.
5. Starfield B. Basic concepts in population health and health care. J Epidemiol Community Health. 2001;55:452-4.
6. Sidorov J, Romney M. The spectrum of care. In: Nash DB, Fabius RJ, Skoufalos A, Clarke JL, Horowitz MR, eds. Population health: creating a culture of wellness. 2. ed. Burlington, MA: Jones & Bartlett Learning; 2011.

7. Wagner EH. Chronic disease management: what will take to improve care for chronic illness? Effect Clin Pract. 1998;1:2-4.
8. Mendes EV. O cuidado das condições crônicas na atenção primária à saúde: o imperativo da consolidação da estratégia da saúde da família. Brasília: Organização Panamericana da Saúde; 2012.
9. Berwick DM, Nolan TW, Whittington J. The triple aim: care, health and cost. Health Affairs. 2008;27(3):759-69.
10. Coleman K, Austin BT, Brach C, Wagner EH. Evidence on the chronic care model in the new millennium. Health Affairs. 2009;28(1)75-85.
11. Malta DC, Merhi EE. O percurso da linha do cuidado sob a perspectiva das doenças crônicas não transmissíveis. Interface (Botucatu). 2010;14(34):593-605.
12. Brasil. Ministério da Saúde. Secretaria de Atenção à Saúde. Implantação das Redes de Atenção à Saúde e outras estratégias da SAS/Ministério da Saúde. Secretaria de Atenção à Saúde. Brasília: Ministério da Saúde; 2014.
13. Nuovo J, ed. Chronic disease management. New York: Springer Science; 2007.
14. World Health Organization (WHO). Integrated health services: what and why? Geneva: World Health Organization, Technical Brief n. 1; 2008.
15. World Health Organization (WHO). The Bangkok charter for health promotion in a globalized world. Disponível em: https://www.who.int/healthpromotion/conferences/6gchp/hpr_050829_%20BCHP.pdf?ua=1 [acesso 5 jan. 2019].
16. Green LW, Kreuter MW. Health promotion planning: an educational and ecological approach. 3. ed. Mountain View, CA: Mayfield Publishing Company; 1999.
17. Lefevre F, Lefevre AMC. Promoção da saúde. A negação da negação. Rio de Janeiro: Vieira & Lent; 2004.
18. McKenzie JF, Smeltzer JL. Planning, implementing and evaluating health promotion programs. A primer. 3. ed. Needham Heights, MA: Allyn & Bacon; 2001.
19. McKenzie JF, Neiger BL, Thackeray R. Planning, implementing and evaluating health promotion programs. A primer. 6. ed. Glenview, IL: Pearson Education Inc.; 2013.
20. McGinnis JM, Williams-Russo P, Knickman JR. The case for more active policy attention to health promotion. Health Affairs. 2002;21(2)78-93.
21. Lotufo PA. Reduzindo os fatores de risco para as doenças cardiovasculares. In: Ogata AJN, Lourenço VC. Temas avançados em qualidade de vida. v. 7. Londrina: Midiograf; 2018.
22. Galambos L, Sturchio JL. Noncommunicable diseases in the developing world. Addressing gaps in global policy and research. Baltimore, MA: Johns Hopkins University Press; 2014.
23. Starfield B. Primary care: balancing health needs, services and technology. New York: Oxford University Press; 1998.
24. Brasil. Ministério da Saúde. Secretaria de Atenção à Saúde. Departamento de Atenção Básica. Política Nacional de Atenção Básica. Brasília: Ministério da Saúde; 2012.
25. Brasil. Ministério da Saúde. Secretaria de Atenção à Saúde, Departamento de Atenção Básica. Diretrizes para o cuidado das pessoas com doenças crônicas nas redes de atenção à saúde e nas linhas de cuidados prioritárias. Brasília: Ministério da Saúde; 2013.
26. Nies H, Berman PC, eds. Integrating services for older people: a resource for managers. Dublin: European Health Management Association; 2004.
27. Busse R, Blümel M, Scheller-Kreisen D, Zentner A. Tackling chronic disease in Europe. Strategies, interventions and challenges. Copenhagen, Denmark: World Health Organization on behalf of the European Observatory on Health Systems and Policies; 2010.
28. Bengoa R, Solinis RN. Curar y cuidar. Innovación en la gestión de enfermedades crónicas: una guía práctica para avanzar. Barcelona: Elsevier España; 2008.
29. Nolte E, Conklin A, Adams JL, Brunn M, Cadier B, Chevreul K, et al. Evaluating chronic disease management: Recommendations for funders and users. Santa Monica, CA: Rand Corporation; 2012.

3 Logística em saúde

Priscila Laczynski de Souza Miguel
Alessandra Pereira

INTRODUÇÃO

A logística e a gestão da cadeia de suprimentos de qualquer organização são essenciais para que produtos e serviços possam ser entregues ao cliente final com menor custo e de forma a atender às necessidades e expectativas do consumidor. Antes considerada uma atividade operacional, a área cada vez mais tem conquistado um papel estratégico nas corporações, garantindo maior criação de valor ao cliente e melhor desempenho para o negócio.

Na área da saúde, o tema tem atraído o interesse tanto acadêmico como prático. Se, por um lado, compras de materiais e equipamentos correspondem à segunda maior parcela de custos de um hospital, de outro, a falta de uma boa gestão de materiais e informações acarreta problemas de qualidade e falta de insumos que representam um alto risco para o paciente. A importância da área na cadeia de saúde foi ainda mais enfatizada durante a pandemia da Covid-19, em razão da necessidade de insumos e equipamentos necessários para o atendimento de uma demanda desconhecida e não prevista e da dependência de fornecedores globais. O tema não se restringe apenas ao ambiente hospitalar: programas de vacinação, controles de epidemias e ajuda humanitária dependem fortemente de uma boa gestão e coordenação de todos os *stakeholders* envolvidos. Não basta apenas ter o insumo disponível: é preciso que ele seja distribuído de forma integral para a assistência, proporcionando o cumprimento dos protocolos de atendimento.

Desta forma, o presente capítulo tem como objetivo introduzir os conceitos de logística e gestão da cadeia de suprimentos em saúde e discutir como esta área pode influenciar a competitividade das organizações do setor e criar mais valor para toda a cadeia.

LOGÍSTICA E GESTÃO DA CADEIA DE SUPRIMENTOS

Antes de discutir o conceito de logística aplicada à Saúde, é importante apresentar a definição de logística e diferenciar este conceito de gestão da cadeia de suprimentos. Para o Council of Supply Chain Management Professionals (CSCMP), entidade internacional que congrega profissionais da área, a logística é a função nas empresas responsável por controlar, planejar e implementar o fluxo de materiais desde o ponto de origem até o ponto de consumo para atendimento ao cliente. Essas atividades podem incluir todo o fluxo de materiais, desde a aquisição, passando pelo armazenamento, planejamento, programação de produção, embalagem, montagem e atendimento ao cliente e até mesmo o retorno de produtos pós-consumo, a chamada logística reversa. A gestão da cadeia de suprimentos (SCM, do inglês *supply chain management*), por sua vez, está relacionada ao planejamento, gerenciamento, coordenação e colaboração de todos os agentes da cadeia, que podem ser fornecedores, intermediários, prestadores de serviços terceirizados e clientes, podendo essas atividades serem exercidas dentro de sua própria empresa ou entre organizações. A gestão da logística é um dos processos que integram a SCM.[1] Embora estes dois conceitos sejam muitas vezes usados como sinônimos, SCM é mais abrangente, pois envolve não só o fluxo de materiais, mas também a gestão de relacionamentos entre empresas e processos como desenvolvimento de produtos ou atendimento a clientes, como pode ser observado na Figura 1.

Para que o produto ou serviço seja entregue ao cliente final, é necessário o envolvimento de diversas organizações, que se relacionam por meio de compras e vendas e que podem ou não transformar produtos internamente. Existem diversos fluxos bidirecionais entre essas empresas, que compõem a chamada cadeia de suprimentos: fluxo de materiais, de informações e financeiro, e o objetivo de todos é criar valor para o cliente final.

A criação de valor é um conceito central nos estudos de estratégia, associado a inovações e adequação do recurso, produto ou serviço para as necessidades de cada consumidor. Dessa forma, o valor criado é subjetivo às expectativas de cada cliente. Empresas podem criar valor ao oferecer o mesmo produto por um menor preço que a concorrência ou uma qualidade melhor pelo mesmo produto. O valor pode ainda ser criado por meio de um atendimento de qualidade e com elevado grau de responsividade, que pode resultar em relacionamentos de longo prazo. Assim, uma gestão de excelência dos processos da logística tem influência decisiva nos resultados de uma organização, uma vez que objetiva ao mesmo tempo reduzir custo e aumentar a satisfação do cliente por meio de um atendimento de qualidade.

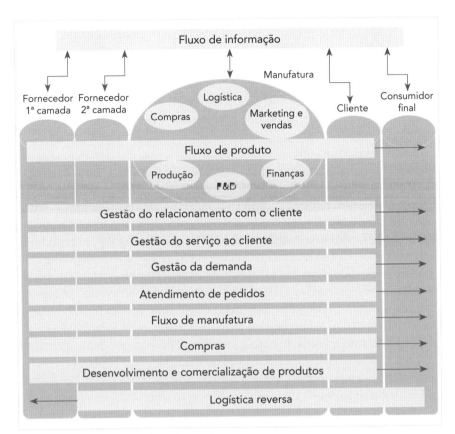

FIGURA 1 Gestão da cadeia de suprimentos.
Fonte: Traduzido de Lambert et al., 1998.[2]

Os conceitos de logística e SCM foram inicialmente propostos para empresas de manufatura, mas, à medida que o campo de conhecimento amadureceu, percebeu-se sua aplicabilidade para a área de serviços, em especial na área de saúde, como será discutido na próxima seção.

LOGÍSTICA E SCM APLICADOS À SAÚDE

Para Schneller, Smeltzer e Burns,[3] a cadeia de suprimentos em saúde é a "soma de todas as organizações envolvidas, direta ou indiretamente, no fluxo de produtos e serviços associados para atender às necessidades do hospital e daqueles que atendem os pacientes, enquanto minimizam os custos". Esta cadeia é de alta complexidade em razão do alto número de agentes envolvidos e de sua regulação.

Tomemos como exemplo a cadeia de suprimentos global de saúde, envolvida em projetos de assistência humanitária. Visando ao atendimento de medicamentos ao paciente final, ela envolve hospitais e clínicas públicos e privados, farmácias e pontos de venda de produtos. Estes, por sua vez, são abastecidos com produtos por meio de distribuidores, cooperativas e centrais de compras que revendem produtos fabricados pela indústria farmacêutica, responsável pela manufatura.

A indústria farmacêutica precisa de princípios ativos, insumos e embalagens, além de outras matérias-primas para sua produção (Figura 2). Parte desses fornecedores é local, enquanto outros são importados, tornando essa cadeia global. Todos os processos, atividades e organizações envolvidos estão sujeitos à regulação do setor pelo governo, que também faz parte da cadeia, assim como empresas de transporte (rodoviário, marítimo, aéreo), que garantem que o produto chegará ao seu destino com a mesma qualidade e efetividade com que foi produzido.

Uma boa gestão desta cadeia inclui atividades como previsão de demanda em cada elo da cadeia, negociação entre comprador e fornecedor, transporte com temperatura controlada (tanto doméstico como internacional) e desembaraço de mercadorias importadas, além de armazenagem e controle de estoque nos diferentes pontos da cadeia e rastreabilidade de produtos. Pensando em uma cadeia global, o conhecimento de quais são os produtores mundiais das matérias-primas essenciais pode ser um diferencial no gerenciamento da cadeia de suprimentos.

Outro olhar da cadeia pode considerar a perspectiva de hospitais. Além das organizações mencionadas na cadeia de medicamentos, também fazem parte da rede de um hospital médicos, fornecedores de equipamentos e de suprimentos hospitalares, alimentação e nutrição, provedores de limpeza e segurança, além de operadoras de saúde, lavanderia, entre outros. Quando o corpo clínico do hospital é aberto, cada profissional de saúde representa um *stakeholder* diferente. Uma comunicação eficaz entre todos esses agentes é essencial para a excelência no atendimento.

O fluxo de materiais dentro de um hospital foi sintetizado por Oliveira e Musetti,[5] por meio de uma revisão sobre o tema, em três fluxos: paciente, informações e materiais, conforme apresentado na Figura 3. Estes autores, no entanto, ressaltam que ainda não existe consenso na academia sobre o que é exatamente Logística Hospitalar e se o termo está restrito apenas ao fluxo de materiais e medicamentos ou se deve incorporar também o fluxo de pacientes.

A gestão eficiente da cadeia de suprimentos, tanto no ambiente hospitalar como no setor de saúde como um todo, resulta em diversos benefícios: redução de estoques e desperdícios e diminuição de compras emergenciais, que resultam em menores custos ao longo de toda a cadeia, maior responsividade

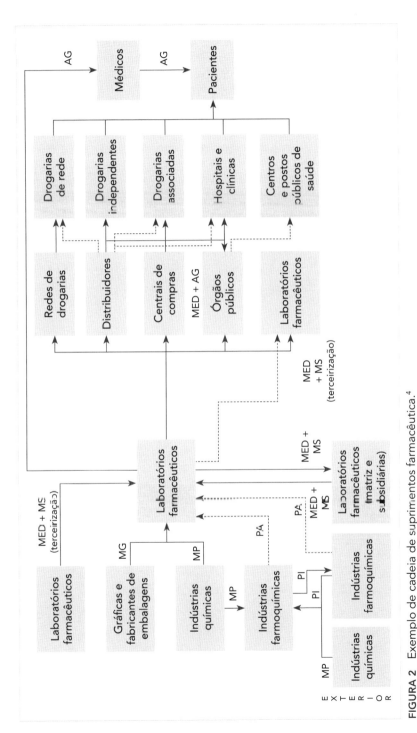

FIGURA 2 Exemplo de cadeia de suprimentos farmacêutica.[4]
AG: amostra grátis; MED: medicamentos (inclusive quando não indicados); MG: cartuchos, bulas e material de embalagem em geral (exceto princípios ativos); MS: medicamentos semiacabados (*bulk*); PA: princípios ativos; PI: princípios ativos intermediários; MP: matérias-primas em geral.
Fonte: Miguel et al., 2009.[4]

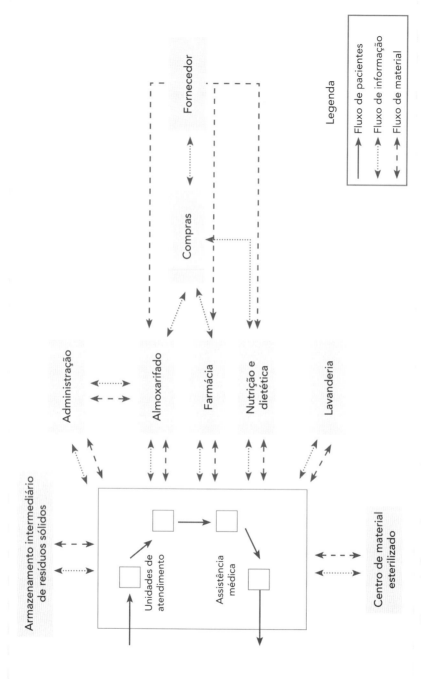

FIGURA 3 Síntese do fluxo sob responsabilidade da logística hospitalar.[5]
Fonte: Oliveira e Musetti, 2014.[5]

e atendimento no prazo, resultando em maior satisfação dos clientes internos (médicos) e externos (paciente e sua família), aumento de produtividade de todo o sistema envolvido, em razão de menor índice de retrabalho e aumento da rastreabilidade de produtos e serviços, garantindo segurança em todo o processo.

No setor de saúde (como em muitos outros ainda), apenas recentemente percebeu-se a necessidade de elevar esta área a um papel mais estratégico dentro das organizações como elemento de competitividade. A alta direção das organizações precisa valorizar a atuação do profissional desta área em relação a outras atividades e também externamente, para que ele possa assumir a liderança e coordenar de forma sincronizada atividades internas e com fornecedores e clientes, para garantir que a oferta esteja balanceada com a demanda.

Este processo, conhecido como plano integrado de negócio, passa por definir metas e objetivos para diversas áreas, que precisam se comprometer com um plano único de demanda e de operações que resulte em máxima lucratividade para a empresa. Há necessidade de engajamento de todos os *stakeholders*, principalmente médicos, e o desenvolvimento de uma visão *end-to-end*, com o objetivo final de prestar assistência integral ao paciente, cliente final dessa cadeia.

Ambientes em que a área de SCM possui relacionamentos sólidos e desenvolve confiança com a equipe clínica de hospitais apresentam práticas avançadas de gestão e podem trazer melhores resultados. O alto número de médicos e profissionais de saúde que participam do corpo clínico de um hospital representa um desafio maior à gestão da cadeia, por introduzirem variabilidade na escolha de procedimentos e medicamentos, resultando na falta de padronização de insumos e, consequentemente, em aumento de estoques e risco de rupturas.[3]

Os desafios não são poucos. Há necessidade de implementar processos documentados, como previsão de demanda, compras estratégicas e planejamento de estoques e monitoramento do desempenho para que planos de ação possam ser elaborados de forma preventiva e corretiva. O profissional de logística também precisa desenvolver competências tanto técnicas como comportamentais para que possa conduzir um processo de mudança e amadurecimento da organização, como será discutido no próximo tópico.

MATURIDADE EM LOGÍSTICA EM SAÚDE: COMO ATINGIR EXCELÊNCIA

O desempenho de um hospital pode ser melhorado pela adoção de novas capacidades gerenciais. Um estudo realizado em hospitais de médio porte da cidade de São Paulo demonstra que a utilização de práticas gerenciais em diversas áreas, inclusive a área de operações, está diretamente ligada ao melhor desempenho da instituição.[6]

Neste sentido, é importante entender que diferentes empresas atuam em diferentes estágios de maturidade e que o desenvolvimento de competências internas e mecanismos de controle pode levar uma organização de um nível para outro. O termo maturidade surgiu na gestão de qualidade e vem sendo desenvolvido em diferentes setores desde então. Segundo Fraser et al., o significado da palavra maturidade é "amadurecimento", o que significa o desenvolvimento de um estágio inicial para um estágio mais avançado, por intermédio de uma análise de quais são as boas e más práticas do negócio.[7]

Quanto maior for o grau de maturidade da cadeia de suprimentos, melhor o controle de resultados e de custos e melhor seu desempenho, sendo mais efetivas a previsão e a redefinição das metas.[8] Conhecimento, mensuração e controle dos processos são etapas essenciais para reconhecer quais pontos devem ser trabalhados para atingir um nível de maturidade maior e, consequentemente, alcançar melhor desempenho.

Pela avaliação da maturidade de uma instituição de saúde é possível verificar quais processos podem ser aprimorados para melhorar sua gestão e, consequentemente, seu desempenho. Schneller, Smeltzer e Burns[3] classificaram as organizações da área de Saúde nos Estados Unidos em quatro níveis de maturidade da gestão da cadeia de suprimentos (Figura 4). Cada nível considerou as diferentes estratégias associadas com gestão interna (controle de estoques, distribuição e mecanismos de controle, além de relacionamento com corpo clínico) e externa com fornecedores. No nível 1, encontram-se organizações sem informações integradas, reativas, sem visão sistêmica, com processos básicos de compras e gestão baseada em custo. No nível 2, considerada uma instituição departamental, a visão ainda é limitada, porém já existe um alinhamento interno e a gestão é baseada em preço. No nível 3, é possível encontrar visão global e estratégica, com foco no processo e integração com fornecedores, sendo sua gestão baseada no custo total. Por fim, no nível 4, o foco é baseado no cliente, com ações proativas. A gestão tem foco de longo prazo e existe alinhamento estratégico, levando a empresa a possuir vantagens competitivas em relação aos seus concorrentes. Os autores ressaltam que poucas são as organizações que conseguem atingir o maior nível de maturidade em gestão, porém, à medida que os hospitais e sistemas eram capazes de organizar processos e procedimentos, eles se tornavam mais maduros.

No Brasil, dois estudos[9,10] avaliaram o nível de maturidade em gestão de logística e de cadeia de suprimentos em hospitais, ao classificarem as organizações considerando processos de gestão de suprimentos, padronização de produtos, processos de recebimento e armazenamento, processos de distribuição e controle de estoque e gestão de indicadores. Em ambos, foi possível verificar que nenhum dos hospitais atingiu nível máximo de maturidade, enquanto a maioria das organizações está posicionada em níveis intermediários, sugerindo a necessidade de aprimoramento da área.

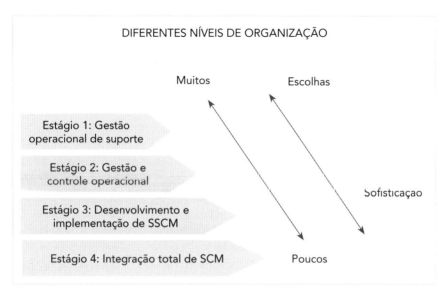

FIGURA 4 Diferentes níveis de maturidade de organizações em saúde.
Fonte: Schneller, Smeltzer e Burns, 2006.[3]

Embora esses estudos reflitam uma fotografia das organizações no momento da execução da pesquisa, eles corroboram a constatação de que a adoção de boas práticas de logística e gestão da cadeia de suprimentos em hospitais e no setor de saúde é ainda incipiente.[11] A transição entre os diferentes estágios de maturidade não é um processo simples e exige tanto um alto grau de liderança para promover as mudanças, que envolvem aspectos comportamentais, experimentação e aprendizado, quanto investimentos financeiros em sistemas de controle. É preciso estabelecer objetivos claros, capacitar as pessoas nos processos e obter engajamento dentro da organização. Há necessidade de avaliar constantemente os processos e seus indicadores e corrigi-los quando necessário. O processo é dinâmico, exige flexibilidade e os ganhos precisam ser comemorados e quantificados para que a evolução seja contínua.

> **Avaliação de maturidade na cadeia de suprimentos hospitalar em São Paulo**
>
> Em 2018, foi feito um estudo com o intuito de avaliar o grau de maturidade da cadeia de suprimentos de hospitais gerais na cidade de São Paulo. A pesquisa foi feita por meio de um questionário com perguntas que englobam todo o processo da cadeia

logística interna do hospital, o relacionamento com seus fornecedores e o atendimento ao paciente. Do total de hospitais da cidade de São Paulo registrados no Cadastro Nacional dos Estabelecimentos de Saúde (CNES), 34,3% participaram da pesquisa. O resultado indicou que 84% dos hospitais foram classificados no nível 3 (gestão de maturidade em desenvolvimento), enquanto 14% apresentaram gestão desintegrada (nível 2) e 3% ainda estão no estágio inicial (sem estrutura de gestão). Nenhum dos hospitais atingiu gestão avançada (nível 4).

Dezessete dimensões foram analisadas: estrutura e relacionamento da cadeia de suprimentos; padronização de produtos; processo de recebimento; processo de armazenamento; processo de distribuição; política de inventário; indicadores de controle de estoque; política de planejamento de demanda; política de planejamento de compras e reposição de estoque; processo de compra; processo de cotação; processo de compras urgentes; processo de seleção e qualificação de fornecedor; processo de avaliação de fornecedor; processo de avaliação de desempenho logístico; processo de avaliação de desempenho de compras; e nível de serviço.

Dentre os hospitais estudados, os processos mais desenvolvidos de uma forma geral foram os de estrutura da cadeia de suprimentos, padronização de produto, processo de cotação, processo de compras, processo de recebimento e política de inventário. Já os processos de distribuição, avaliação de desempenho logístico e avaliação de desempenho de compras foram os que apresentaram menor grau de maturidade. Esses resultados mostram que a automação dos processos, que possibilita a rastreabilidade desde o recebimento do material até a utilização pelo paciente, é um dos processos que precisa ser desenvolvido. Além disso, o uso de indicadores com metas e métricas definidas ainda não é uma ferramenta muito utilizada nos hospitais.

De forma geral, esse trabalho mostrou que já existe uma preocupação com a cadeia de suprimentos hospitalar, porém ainda existem muitos processos que podem ser aperfeiçoados. Neste sentido, a busca dos hospitais por acreditações nacionais e internacionais pode auxiliar no desenvolvimento da maturidade da cadeia de suprimentos de um hospital, pois, por intermédio desses modelos, a instituição faz todo o processo de conhecer, medir e monitorar todos os processos da instituição utilizando documentação e indicadores que englobam os processos de atendimento ao paciente.

Os desafios da gestão da cadeia de suprimentos durante a pandemia

Diante de uma pandemia como a da Covid-19, as instituições de saúde precisam ter maturidade em todos os setores e um forte poder de adaptação. Na área de Suprimentos não é diferente. Aos primeiros sinais da crise, surgem novos desafios: projetar a demanda de utilização de insumos para não ocorrer nem a falta e nem o excesso de estoque; definir a quantidade necessária de compra para produtos com preços incertos em razão de uma demanda mundial e escassez de produção, considerando que o mercado poderia se estabilizar após alguns meses e ter um decréscimo dos preços, conhecer as alternativas de mercado em relação à falta de produtos ou materias-primas (nacional e internacionalmente) e a interface com a área assistencial para definição de possíveis alterações de protocolos de atendimento para que a falta do insumo não prejudique a assistência ao paciente. Isso tudo é feito considerando a falta de estudos e protocolos que possam ajudar na previsão de demanda do número de possíveis infectados.

Para enfrentar esta turbulência, é necessário primeiro um trabalho multidisciplinar das equipes assistenciais com a área de SCM para definir o portfólio de material e medicamentos essenciais e as possíveis quantidades. A colaboração interna e o desenvolvimento de planos conjuntos permitem responder de forma mais rápida e eficiente ao risco de ruptura de estoque, que pode gerar problemas no atendimento ao paciente.

Em um segundo momento, é necessário que a equipe de suprimentos acompanhe de perto o consumo para possíveis ajustes ou inclusão de itens não previstos. Esse controle permite monitorar de perto os estoques e buscar possíveis alternativas, além de manter a comunicação durante toda a crise, já que se trata de uma doença nova e imprevisível.

A cooperação entre hospital e fornecedor também se faz necessária em um momento de crise. A informação da capacidade produtiva e de cronogramas de entrega pode fazer a diferença na contratação de uma ou mais empresas para atendimento de um mesmo produto. Em contrapartida, a área de SCM deve ser capaz de informar o consumo atual sempre que necessário para que a empresa também consiga se preparar para atender a instituição. O trabalho deve ser em conjunto e mútuo, garantindo uma parceria entre as partes. O compartilhamento de informações é ferramenta essencial para criar resiliência na cadeia durante esses eventos inesperados e dar visibilidade a todos os envolvidos no atendimento aos pacientes.

A resiliência das organizações, no entanto, não pode ser medida apenas pela capacidade de responder rapidamente às adversidades. É preciso aprender com as turbulências para estar preparado para novas situações como a enfrentada durante a pandemia.

CONSIDERAÇÕES FINAIS

Considerando os desafios que envolvem a cadeia de saúde, assim como as oportunidades inerentes à gestão da cadeia de suprimentos, é imperativo que os profissionais de logística e *supply chain* em hospitais e em organizações do setor avaliem seus processos e as competências disponíveis em comparação com as requeridas para atuar com excelência. A identificação de lacunas na gestão da cadeia de suprimentos e o processo de transformação para um novo estágio de atuação permitem desenvolver planos de ação que possam aprimorar a função e direcionar esforços e recursos que resultem em melhores resultados.

A constante comparação de suas práticas com organizações de excelência pode resultar em um processo de aprendizado e mudança, que conduz à excelência. O resultado é maior lucratividade para a organização, maior satisfação para o paciente e para os colaboradores e menor risco.

REFERÊNCIAS BIBLIOGRÁFICAS

1. Council of Supply Chain Management Professionals (CSCMP). CSCMP Supply Chain Management. [Internet]; Disponível em: https://cscmp.org/CSCMP/Educate/SCM_Definitions_and_Glossary_of_Terms.aspx [acesso 29 set. 2018].
2. Lambert D, Cooper MC, Pagh JD. Supply Chain Management: implementation issues and research opportunities. Int J Logist Manag. 1998;9(2):1-19.
3. Schneller ES, Schmeltzer LR, Burns LR. Strategic management of the health care supply chain. San Francisco, CA: Jossey-Bass; 2006.
4. Miguel PLS, Reis MA, Pignanelli A. Gestão da demanda em cadeias farmacêuticas brasileiras: um estudo de casos múltiplos. In: Encontro de Anpad, 2009, São Paulo. São Paulo. XXXIII Encontro da Anpad.
5. Oliveira TS, Musetti MA. Revisão compreensiva de logística hospitalar: conceitos e atividades. Revista de gestão em sistemas de saúde – RGSS. 2014;3(1):1-13.
6. Brito LAL, Malik AM, Brito E, Bulgacov S, Andreassi T. Práticas de gestão em hospitais privados de médio porte em São Paulo, Brasil. Cad Saúde Pública. 2017;33(3):e00030715.
7. Fraser P, Moultrie J, Gregory M. The use of maturity models/grids as a tool in assessing product development capability: a review. In: Proceedings of the Engineering Management Conference. Cambridge, UK: IEEE; 2002.
8. McCormack K, Ladeira MB, Oliveira MPV. Supply chain maturity and performance in Brazil. Supply Chain Management: An International Journal. 2008;13(4):272-82.
9. Pereira A. Avaliação da maturidade na cadeia de suprimentos em hospitais de São Paulo. Dissertação (Mestrado Profissional em Gestão para Competitividade). São Paulo: Escola de Administração de empresas de São Paulo; 2018.
10. Schlindwein NFC. Avaliação da gestão de suprimentos em hospitais: proposição de um modelo teórico aplicado nos hospitais de Santa Catarina. 153f. Dissertação (Mestrado em administração). Blumenau: Faculdade Regional de Blumenau, Centro de Ciências Sociais Aplicadas; 2009.
11. De Vries J, Huijsman R. Supply chain management in health services: an overview. Supply Chain Management: An International Journal. 2011;16(3):159-65.

4 Empreendedorismo na saúde

Marcelo Marinho Aidar
Fernando Lopes Alberto

INTRODUÇÃO

O empreendedor é aquele que destrói a ordem econômica existente pela introdução de novos produtos e serviços, pela criação de novas formas de organização ou pela exploração de novos recursos e materiais. Foi com essa definição que Schumpeter consagrou seu tão famoso conceito de destruição criativa. Essa noção, ainda que formulada há muitas décadas, é mais atual do que nunca. Vivemos um momento de transformações, sobretudo tecnológicas e sociais, que está colocando abaixo diversos modelos de negócios já consagrados por muitos anos. Em particular, a expansão das redes sociais e de inúmeros aplicativos e outras soluções digitais, surgidas no rastro do avanço da internet e dos *smartphones*, tem impulsionado inúmeros novos negócios, alguns apenas tornando mais eficientes antigos modelos de negócios, outros os revolucionando completamente.

Há um grande mito na área de empreendedorismo, relacionado à ideia de um negócio. O senso comum é que o sucesso de um novo empreendimento está associado à originalidade da ideia de seu fundador. Trata-se na verdade de uma grande falácia. Quando o empreendedor inaugura um negócio, quase sempre se baseia em ideias que já estão circulando na mente dos concorrentes e que são anseios dos consumidores. O que o torna bem-sucedido nessa jornada está muito mais relacionado à forma como ele implementa aquele negócio do que à ideia em si. Na verdade, há um longo caminho entre a ideia de um negócio e sua implementação. Mesmo antes de colocar uma ideia em prática, é importante compreender se há uma real oportunidade de negócios, ou seja, se há mesmo um público com desejos e necessidades disposto a adquirir um determinado produto ou serviço, independentemente de ser ele consumidor, pagador ou apenas tomador de decisão daquela compra.

Na verdade, uma ideia se transforma em uma real oportunidade na medida em que se passa a identificar um mercado para aquele produto ou serviço, e ainda se consegue identificar uma tendência de crescimento dessa necessidade, bem como se mapeiam outras empresas que já estão atendendo a essas necessidades. As necessidades emergem e se expandem no rastro de variáveis como novos conhecimentos e transformações tecnológicas, mudanças na regulamentação, distúrbios sociais e carência de serviços públicos, aumento de conveniências, entre outros fatores. No caso específico do setor da saúde, observa-se a presença de muitas dessas variáveis afetando os serviços oferecidos.

Mas o que será decisivo para o sucesso de um novo negócio será mesmo a forma que ele será implementado, ou seja, o modelo de negócios adotado. Quando se fala em negócios tradicionais, com modelos de negócio bastante conhecidos, o empreendedor pode até querer implementá-lo observando outros negócios existentes, propondo então alguns diferenciais. Na área da saúde esse negócio poderia ser a abertura de uma clínica, um serviço de pronto-socorro, a criação de um laboratório de análises clínicas etc.

OPORTUNIDADES DE NEGÓCIOS NA SAÚDE

É comum pensar que um setor traz mais oportunidades do que outros, mas isso também pode ser mais mito do que realidade. As oportunidades podem existir em diversos segmentos, em determinadas circunstâncias, relacionadas a fatores tecnológicos, regulamentação, distúrbios sociais, transformação de hábitos e gostos da população, aumento de conveniências, entre outros fatores. As oportunidades na área da saúde têm se beneficiado a partir dessas diversas circunstâncias.

Em relação a novos conhecimentos e tecnologias, a área da saúde vem criando crescentes oportunidades. Exames para análise de DNA, por exemplo, são utilizados com frequência cada vez maior, não apenas como teste de paternidade, mas para realização de diagnóstico e estabelecimento de critérios prognósticos nas áreas de Oncologia, Cardiologia, Neurologia, entre outras, além do uso para aconselhamento genético. Outra área que sofreu uma enorme transformação e eficiência foi o ramo de diagnóstico por imagem, que, a partir da tecnologia digital, possibilitou a criação de centrais de laudo, tornando o processo muito mais veloz e preciso. O mundo online chegou também ao setor da saúde. Se for utilizado o mesmo exemplo das centrais de laudo, atualmente elas não se concentram mais em um local único: ao contrário, passaram a ser distribuídas em diferentes endereços para conveniência dos radiologistas. Muitas vezes, o laudo é emitido a partir de suas próprias casas. A telemedicina, que anteriormente discutia a questão de processos cirúrgicos a distância, está agora sendo bastante difundida para a área de teleatendimento ou teleconsulta. Com receio da perda de qualidade, o Conselho Federal de Medicina (CFM) tem colocado muitas restrições para esse tipo de atendimento. Porém, a Covid-19 acelerou a teleconsulta e sua própria regulamentação, provavelmente de forma irreversível.

Da mesma forma que as práticas médicas têm sido fortemente influenciadas pelo avanço tecnológico, é razoável que também se observem mudanças no comportamento do consumidor dos serviços. Essa tendência tem sido consistentemente apontada pelas grandes consultorias de estratégia[1] e está na base de grandes mudanças em modelos de negócio e até mesmo fragmentos da operação dentro de um modelo de negócio que se mantenha relativamente estável, como foi o caso dos laudos radiológicos comentado anteriormente. Genericamente falando, as informações para o consumidor estão muito mais disponíveis hoje do que eram há dez anos, o que faz com que suas decisões de consumo obedeçam, progressivamente, a uma lógica mais adequada para satisfação de suas necessidades. Nesse contexto, a assimetria de informações entre consumidor e incumbente diminuiu, assim como as informações relevantes frequentemente estão disponíveis em tempo real.

Na área de saúde tem sido cada vez mais comum que grandes hospitais revelem, em seu *website*, o tempo estimado de espera para atendimento médico no seu pronto atendimento. O que, à primeira vista, poderia ser entendido como uma informação que prejudicaria a vinda de pacientes, já que eles poderiam comparar resultados de diferentes instituições e escolher aquelas com menor fila de espera, progressivamente tem sido encarado como um diferencial de qualidade muito apreciado pelos pacientes. Esse é um exemplo de impacto nos negócios de uma onda tecnológica que não deve refluir. E é exatamente nesse contexto de muitas incertezas e mudanças que pessoas com espírito empreendedor identificam oportunidades, geralmente viabilizadas como decorrência das novas tecnologias disponíveis, como *smartphones, cloud computing, blockchain*, inteligência artificial e ciência de dados. As novas tecnologias permitem barateamento significativo de processos já consolidados, ou mesmo sua substituição, já que a forma anterior de operação pode perder o sentido em um contexto tecnológico novo, mais barato, mais preciso e mais rápido.

Como mencionado anteriormente, a teleconsulta médica cresceu exponencialmente durante a pandemia de Covid-19, pois tornou-se, subitamente, a forma mais segura e de maior acesso para atendimento dos doentes. No entanto, tomando emprestado um conceito da química, a pandemia funcionou como um catalisador para acelerar um processo que já existia, estava pronto. O arcabouço tecnológico já estava estabelecido, mas havia resistências regulatórias e por parte dos próprios médicos. Nesse contexto, a adoção do novo processo passou a ser a única opção possível para continuar a operação de atendimento de clínicas e consultórios médicos, pelo lado dos médicos, e a única solução para conseguir acesso seguro a esses profissionais de saúde. Uma tecnologia que estava madura passou a ser adotada, portanto, por uma mudança de comportamento da sociedade em decorrência de uma externalidade. Da mesma forma que esse pode ser considerado um exemplo mais extremo, há um conjunto significativo de pequenas mudanças que têm respondido às necessidades dos consumidores de maneira geral, e de pacientes em particular. E é nesse contexto que as *startups* têm exercido modificações profundas no contexto da saúde.

A regulamentação de um determinado setor pode trazer muitas oportunidades para os atores que empreendem naquele ramo e conhecem bem as "regras do jogo". Isso não é diferente na área da saúde. A aprovação de aplicativos para agendamento de consultas e referências de médicos começa a crescer em muitos países. A ZocDoc, fundada em 2007, foi a primeira plataforma de agendamento de consultas médicas a ganhar popularidade nos Estados Unidos. Ela permite a marcação de consultas online, buscando entre todos os prestadores cadastrados aquele que poderá fazer o atendimento no horário desejado pelo usuário, e não o contrário. Os prestadores pagam uma taxa para estarem listados na plataforma, que ainda permite que o usuário avalie o médico e até descreva seus sintomas. A adoção de sistemas de autoatendimento para agendamento de consultas pelo paciente é uma tendência, e a marcação de consultas de serviços não emergenciais é a porta de entrada do modelo de economia compartilhada na saúde.[2]

Seguindo a tendência norte-americana, o Brasil conta atualmente com inúmeros aplicativos de agendamento de consulta que permitem que o paciente eleja seu médico a partir do preço, localização e avaliação do profissional. Apesar da grande oferta desses aplicativos, a quantidade de usuários ativos e de médicos cadastrados ainda é baixa. Uma das razões para isso é o receio de profissionais serem advertidos pelos CRM, que preveem restrições para o uso de tais aplicativos. Porém, a baixa remuneração e a falta de uso frequente pelos pacientes também são razões importantes para atrasar o crescimento dessa solução.[3]

A crise econômica que se acentuou a partir de 2015 fez com que um grande número de brasileiros que tinham algum plano de saúde retornasse ao sistema público (SUS), gerando grandes filas e incapacidade do sistema no atendimento da população, favorecendo soluções de consultas populares, como Dr. Consulta, e mesmo de serviços móveis de atendimento da população periférica, por meio das carretas da saúde, idealizadas pelo Dr. Roberto Kikawa, fundador do Centro de Integração de Educação e Saúde (Cies), que atualmente realiza consultas e exames em unidades móveis para uma grande parcela de pacientes do SUS, constituindo um apoio eficiente e de qualidade ao serviço público. O modelo de negócios foi tão bem-sucedido que o Cies já iniciou sua operação na Colômbia e nos Estados Unidos.

Empresas sociais têm quebrado paradigmas no setor da saúde. Em um contexto em que o sistema público tem dificuldades crescentes de atender a população, em razão do aumento da demanda por serviços de alto custo, empreendedores têm identificado interessantes oportunidades de negócios, capazes de gerar grande impacto social e, ao contrário das organizações não governamentais (ONG) que dependem sempre de doações, desenvolvem modelos de receita capazes de garantir sustentabilidade financeira ao negócio. Tais empreendedores, à frente de negócios sociais, têm atraído o interesse de fundos de investimentos que apostam justamente nesse tipo de negócio. Acreditando que é possível resolver um problema da sociedade e simultaneamente obter retorno financeiro, a Saútil desenvolveu um site que dá informações sobre onde encontrar medicamentos fornecidos gratuitamente pelo SUS e tem buscado meios para monetizar o negócio com o apoio de fundos de investimento voltados a negócios de impacto.

Muitos dos negócios anteriormente citados atendem também às outras questões relacionadas às mudanças de hábitos da população e ao aumento da conveniência dos serviços. Com o avanço da internet e o acesso massificado da população aos *smartphones*, a saúde se junta aos serviços tradicionais que têm trazido conveniências para os consumidores. Atualmente é possível obter diversos serviços de saúde, literalmente, na "palma da mão".

EMPREENDEDORISMO SOCIAL NA SAÚDE

O empreendedorismo social vem ganhando muita força nos últimos anos, em especial nas áreas de educação e saúde. Pode-se dizer que o empreendedor social atua de duas formas básicas: 1) por meio de ONG, que buscam transformações com impacto social, porém, sem fins lucrativos, acabam dependendo muito de doações e patrocínios de empresas ou pessoas físicas; e 2) por meio de negócios lucrativos que enxergam o lucro como um meio para alcançar um fim, que é o impacto social.

As ONG ganharam muito espaço nas últimas duas décadas, em razão da incapacidade de o governo solucionar os grandes problemas sociais. Embora muitas dessas organizações consigam produzir importantes transformações sociais, elas não se enquadram na categoria de negócios sociais, justamente por não terem fins lucrativos, o que frequentemente acaba tornando-as mais vulneráveis, por dependerem de doações, e com capacidade limitada de crescimento.

Por outro lado, os negócios sociais enquadram-se em uma categoria apelidada de setor 2,5 pois estão posicionados em um "meio-termo" entre o terceiro setor e as empresas lucrativas. Yunus[4] se consagrou nessa área, mostrando que esse tipo de empresa, ao atuar com a lógica da maximização do lucro, faz com que o dinheiro investido se multiplique, ao contrário das ONG, em que o dinheiro doado teria apenas "uma vida". Ele mostrou sua teoria na prática, a partir de empreendimentos como o Grameen Bank, um modelo de microcrédito para apoiar negócios nos níveis mais carentes da população de Bangladesh ou o Grameen Danone, uma *joint venture* com a famosa marca francesa, que teve como propósito central resolver os problemas de subnutrição da população rural de Bangladesh. Esses e outros negócios promovidos por Yunus foram estabelecidos desde o início como negócios lucrativos, porém com impacto social.

Apesar de negócios sociais poderem ser definidos como aqueles que são capazes de gerar lucro, Yunus é partidário de que os investidores recebam 100% de seu investimento, mas que, após isso, não recebam mais os dividendos do negócio. Isso porque, em sua visão, a distribuição do lucro poderia "subverter" o foco do negócio. Tal posicionamento do criador do conceito de negócios sociais é, atualmente, bastante controverso, já que pode afastar investidores e acabar por prejudicar o crescimento do negócio e, consequentemente, seu potencial de impacto.

Segundo Naigeborin,[5] negócios sociais são modelos que buscam desenvolver soluções de mercado que possam contribuir para superar alguns dos grandes problemas sociais e ambientais enfrentados no mundo. Também reforça que o lucro não é um fim em si mesmo, mas um meio para gerar soluções que ajudem a reduzir a pobreza, a desigualdade social e a degradação ambiental.

Nessa perspectiva, um negócio social não deve sacrificar sua capacidade e interesse de ser rentável, mas sim utilizar mecanismos de mercado, ou seja, funcionar segundo a lógica da oferta e demanda de mercado e ser planejado para, após um período, gerar os recursos suficientes para cobrir 100% de suas operações e ainda contribuir para seu crescimento, ainda que inicialmente tenha que contar com doações.

Para Naigeborin,[5] os negócios sociais podem ter diferentes estratégias para alcançar impacto social positivo:

1. Incluir pessoas de baixa renda ou de populações marginalizadas na cadeia produtiva do negócio, como sócios, fornecedores, distribuidores, empregados etc.
2. Oferecer produtos e serviços – de qualidade e a preços acessíveis – que diretamente melhoram a qualidade de vida das pessoas mais pobres:
    - Porque atendem às suas necessidades básicas – em áreas como habitação, alimentação, saúde, acesso a água potável, saneamento, energia.

- Ou porque abrem oportunidades de melhoria de sua situação socioeconômica: telefones celulares, computadores, serviços financeiros, jurídicos, seguros etc.
3. Oferecer produtos e serviços que contribuem indiretamente para o aumento de renda de pessoas mais pobres, porque melhoram sua produtividade – acesso a crédito produtivo, venda de tecnologias e equipamentos de baixo custo etc.

STARTUPS E MODELOS DE NEGÓCIOS NA SAÚDE

O conhecimento sobre o processo empreendedor se transformou bastante nos últimos anos, especialmente a partir da observação da criação de *startups* que têm revolucionado modelos de negócios em diversas frentes. Antes disso, estávamos presos ao famoso plano de negócio que busca apontar a viabilidade econômico-financeira do negócio a partir de diversas estimativas, projeções e cenários. É importante destacar que essa ferramenta ainda pode ser muito útil ao empreendedor, mas não no momento em que ele ainda não concebeu ou testou o modelo de negócio. Contudo, para a criação de novos negócios que não representam uma real inovação no modelo existente, como a abertura de um consultório, clínica médica ou uma unidade de pronto atendimento, o plano de negócio se mostra uma ferramenta bastante útil, como será discutido no Capítulo 5. A Figura 1 mostra a evolução do negócio, desde sua concepção à abertura.

Como hoje busca-se incessantemente a inovação como modo de diferenciação e busca de vantagem competitiva para o negócio, na prática é bastante recomendado que se adote a metodologia da Lean Startup, preconizada por autores como Blank e Dorf[6] e Ries.[7] Tal metodologia parte da ideia de que o empreendedor deve formular um modelo de negócio que mostre como ele irá criar, entregar e capturar valor. Para tanto, Osterwalder e Pigneur[8] formularam

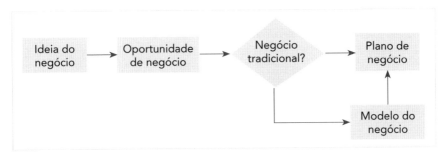

FIGURA 1 Evolução do negócio, desde sua concepção até a abertura.
Fonte: elaborada pelos autores.

o consagrado Canvas, que busca integrar os nove elementos constituintes de um modelo de negócio. A Figura 2 mostra o esquema de um Canvas e a relação entre seus elementos.

O Canvas deve ser compreendido a partir de dois elementos-chave que explicam a razão de ser de qualquer negócio: o que se vai oferecer (proposta de valor) e para quem está sendo oferecido (segmentos de clientes). Esses elementos procuram mostrar a forma como é ofertado valor para cada grupo ou segmento de cliente. Nesse contexto, o grupo ou **segmento de cliente** deve ser entendido em um sentido amplo e representa não apenas aqueles que utilizam o serviço, mas também os que pagam e até aqueles que decidem pela compra. Quando nos referimos a serviços de saúde, é comum situarmos como clientes os pacientes, pais ou familiares, médicos e planos de saúde.

A **proposta de valor** que está sendo entregue representa o problema ou a necessidade do cliente que seu serviço está ajudando a resolver. Assim, deve-se observar que as propostas de valor podem variar muito de acordo com o grupo de clientes. Tomando-se como exemplo a Consulta do Bem, aplicativo de referenciamento e agendamento de consulta apresentado no final do capítulo, as propostas de valor para o paciente poderiam ser preço, localização, conve-

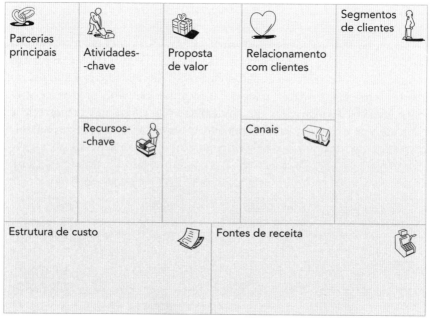

FIGURA 2 Esquema de um Canvas e a relação entre seus elementos.
Fonte: adaptada de Osterwalder e Pigneur, 2011.[8]

niência, entre outros. Já para os médicos, o aplicativo teria como oferta de valor aspectos como redução da ociosidade da agenda, aumento de renda etc.

Os **canais de entrega** são os meios pelos quais os produtos e serviços alcançarão os clientes. Eles podem ser presenciais, como pontos de venda, atendimento laboratorial, atendimento domiciliar ou digitais, como teleatendimento, prescrição eletrônica de medicamentos ou entrega de exames pela web.

O **relacionamento com os clientes** representa os mecanismos adotados pelo empreendimento para atrair, reter e aumentar a base de clientes ou impulsionar as vendas. Pode ser conduzido de formas mais tradicionais, como visitas aos clientes, promoções e boca a boca, bem como com o uso de marketing digital e redes sociais como Google, Facebook, Instagram e outros.

O lado esquerdo do Canvas (Figura 2) mostra os aspectos relacionados à criação do valor para os clientes, incluindo recursos, atividades e parceiros-chave. Como mostram Barney e Hesterly,[9] as vantagens competitivas das empresas estão fortemente relacionadas aos seus **recursos-chave** ou ativos que são essenciais ao negócio. Tais recursos podem ser tangíveis, como infraestrutura, capacidade de investimento ou equipamentos ou intangíveis, como conhecimento, equipe qualificada, marca, reputação, carteira de clientes e até cultura organizacional. Quanto mais raros e difíceis de serem imitados, mais esses recursos poderão ser fontes de vantagem competitiva sustentável.

Alguns negócios podem até tentar desenvolver esses recursos por conta própria. Mas com muita frequência tais recursos são obtidos ou complementados por meio de **parcerias-chave**. Tais parcerias podem assumir diferentes formas: podem ser acordos informais, contratuais, alianças acionárias ou não, que possibilitam que o negócio prospere a partir desses casamentos realizados com fornecedores, prestadores de serviços, clientes e até concorrentes.

As **atividades-chave** representam as atividades cruciais que a empresa realiza para o funcionamento de seu modelo de negócio. A partir desse elemento fica claro o que será realizado pela empresa e o que será terceirizado para eventuais parceiros-chave. Pode ser crucial para um serviço de saúde decidir quais das atividades-chave (como agendamento, recepção, exames e outros procedimentos) é importante que ele mesmo realize internamente e quais podem ser conduzidas por parceiros.

Finalmente, a parte inferior do Canvas apresenta o modelo de monetização do negócio, ou como ele irá capturar valor. De um lado está a **estrutura de custos** que mostra custos fixos, variáveis, repasses a terceiros etc. De outro, é possível identificar como será o fluxo ou **fonte de receitas**. Este último elemento é particularmente importante para novos negócios, pois o empreendedor pode tentar capturar receita de diversas formas: pagamento à vista, pagamento a prazo e até assinatura de serviços, capaz de trazer receitas recorrentes ao negócio.

CONSULTA DO BEM: O PROCESSO DE UMA *STARTUP* NA BUSCA DO MODELO DE NEGÓCIO

Em meados de 2014, dois amigos de infância resolvem empreender: Vinícius, um cirurgião cardiovascular com agenda cirúrgica regular, e Rafael, um economista que acabara de sair de uma grande empresa multinacional na área de equipamentos médicos, onde exercia o papel de gerente financeiro. Ambos, na casa dos 35 anos de idade, já haviam tido conversas preliminares sobre empreendedorismo e Vinícius, inclusive, já havia desenvolvido um sistema de prontuário médico cerca de cinco anos antes. O fato de ser médico atuante em suas atribuições clínicas e cirúrgicas o capacitava a navegar no estrito ambiente regulatório da saúde. A dupla combinava habilidades complementares: alguma experiência pregressa de empreendedorismo, a sensibilidade às necessidades de pacientes e médicos, penetração e legitimidade com a classe médica, o que poderia significar acesso a esse mercado valioso, eram competências que Vinícius trazia. As competências de gestão, capacidade de lidar com os números e planejar os passos seguintes, além de organizar um time, inicialmente pequeno, mas que em breve contaria com desenvolvedores, televendas e atendimento ao cliente, eram aportadas por Rafael.

Oportunidade de mercado

Muitas empresas não oferecem o benefício do plano de saúde e, em um contexto de subfinanciamento crônico do sistema público de saúde (SUS), as filas para atendimento inicial representam um problema conhecido dos pacientes, particularmente nos grandes centros urbanos do país. Soma-se a esse cenário de base o fato de que 2015 foi um ano de recessão no Brasil e, juntos, eles acreditavam que seu novo negócio poderia facilitar o acesso a consultas médicas de qualidade a um volume adicional de pacientes que começavam a, progressivamente, perder esse acesso. Portanto, um projeto que fosse capaz de oferecer a esse crescente volume de pacientes o acesso a consultas médicas por um preço inferior ao praticado habitualmente no mercado faria sentido para esses pacientes e, naturalmente, para os médicos. Quanto a estes últimos, poderiam continuar preenchendo os horários vagos em seus consultórios com consultas oferecidas por um preço consideravelmente mais elevado do que o contratado por operadoras de saúde, mas mais baixo do que o valor de uma consulta particular tradicional praticada em sua região. Essa foi a base da criação do Consulta do Bem, uma *startup* capaz de unir uma massa de pacientes que precisavam de atendimento médico de maneira crescente, em decorrência de circunstâncias de mercado, com clínicas médicas que apresentavam uma patente ociosidade em sua capacidade de atendimento.

Um novo modelo de operação

No modelo proposto pelo Consulta do Bem havia, ainda, a vantagem de que, como as consultas eram pagas no momento do agendamento, o índice de faltas às consultas (*no-show*) seria praticamente inexistente e o pagamento dos valores dos atendimentos era realizado em até 48 horas da consulta. Dessa forma, o Consulta do Bem conseguiu criar um processo que era capaz de criar valor tanto para pacientes como para médicos cadastrados no projeto. Sua remuneração ocorria por meio de um desconto de 17% no valor pago pelos clientes, de forma transparente e já combinada previamente com os médicos. Por meio dessa estrutura, os médicos não assumiriam nenhum compromisso financeiro caso o Consulta do Bem não fosse capaz de ajudar a resolver o problema principal das clínicas e consultórios: o fluxo dos pacientes. De maneira sigilosa, os pacientes também avaliavam o atendimento médico recebido e foram inúmeros os casos em que críticas consideradas pertinentes foram devolvidas às clínicas, que agradeciam o retorno e promoviam alterações em seu processo de forma a melhorar a qualidade do atendimento aos pacientes. Este último ponto, com alguma frequência, era levantado como uma das vantagens de participar do Consulta do Bem, conforme apontado pelos próprios médicos. Da mesma maneira, o acesso a informações relevantes acerca do preço médio praticado em determinadas regiões da cidade, por especialidade médica, ajudava os clínicos a posicionar suas clínicas de maneira mais competitiva, evitando que preços muito destoantes da média local se constituíssem em obstáculos ao aumento do movimento dos consultórios.

Em relação à operação, o Consulta do Bem tinha por prática limitar o número de médicos ou clínicas parceiras por especialidade e por região, de forma que, em uma determinada localização, o tráfego de clientes se concentrasse em poucos parceiros, garantindo que esse volume tivesse relevância no movimento de determinados grupos de médicos. Acrescente-se a isso o fato de que eles habitualmente tinham a iniciativa de contribuir para que as clínicas cadastradas se preocupassem com melhores práticas de gestão, ouvindo, por exemplo, a opinião e o nível de satisfação de seus pacientes, e modificando fluxos e processos internos de forma a sempre oferecer um nível de serviço mais bem avaliado. Por meio do portal do Consulta do Bem, todos os consultórios cadastrados acabavam por ganhar também visibilidade para que os pacientes de sua região os encontrassem pela internet, colocando ao dispor deles a agenda de marcação de consultas. Com esse modelo de operação, o Consulta do Bem atingiu a marca de 3.500 médicos cadastrados.

É interessante notar que a espinha dorsal do modelo de negócio inicialmente instalado pelo Consulta do Bem consistia em um *software* que conectava pacientes a seus médicos de preferência – desde que cadastrados –, que poderiam atendê-los nos horários disponíveis no consultório, diminuindo a ociosidade da estrutura física e das equipes envolvidas no atendimento. Caso a ocupação das agendas do consultório cadastrado aumentasse com pacientes que os procurassem diretamente, não havia nenhum compromisso em manter os horários disponibilizados para o Consulta do Bem indefinidamente, e eles poderiam simplesmente suprimir a agenda contratada. Essa era uma segurança adicional que os empreendedores ofereciam aos seus clientes médicos. Nesse processo, não havia necessidade de o Consulta do Bem contratar nem um metro quadrado de estrutura física das clínicas: ao contrário, o modelo consistia em aproveitar a estrutura já existente, mas que se apresentava ociosa. Pelo lado dos pacientes, com o aumento dos índices de desemprego, muitas pessoas perderam junto seu plano de saúde, e esse acesso aos consultórios médicos poderia representar uma solução em um momento de transição.

Ciclo de investimentos

O Consulta do Bem se iniciou com capital próprio dos empreendedores, que inicialmente desenvolveram um protótipo do sistema para oferecer aos clientes médicos, divulgar aos pacientes e, em uma etapa subsequente, conversar com investidores. Foi assim que, no período compreendido entre 2016 e 2017, conseguiram levantar cerca de R$ 4,2 milhões, em algumas rodadas, e contando com capital de investidores-anjo, além de investimento de um fundo de *venture capital* (Redpoint Eventures). Nesse período, também passaram a ocupar uma posição no Cubo, incubadora de *startups* gerenciada pelo Itaú e pela Redpoint Eventures, além de uma sede maior, na região de Pinheiros, onde albergavam as equipes de desenvolvimento do sistema, televendas e atendimento ao cliente, comercial e marketing. Essas equipes eram responsáveis pelo desenvolvimento da base do sistema, assim como pela operação do *website* com motor de agendamento, teleatendimento, levantamento de informações para a área de inteligência de mercado e *geomarketing* – que identificava, por exemplo, a carência de determinada especialidade médica em uma região que apresentasse demanda – acompanhamento do nível de satisfação com os serviços por parte de pacientes e médicos, além da avaliação do preço dos serviços por região.

Pivotagens

Na evolução do seu modelo de negócio ideal, os empreendedores do Consulta do Bem ensaiaram diversas modificações relevantes ("pivotagens") para capturar valor de maneira mais eficiente. Em uma fase que poderia ser mais bem caracterizada como evolução natural do modelo, também foram cadastradas, pelo sistema, empresas de diagnóstico e hospitais e, dentro do cronograma de novos serviços a serem incluídos nesse portfólio, estavam ainda clínicas de fisioterapia, psicologia e nutrição, entre outros. Dentro do modelo inicial de venda dos serviços, o público de pacientes individuais e suas famílias foi originalmente abordado. O produto principal era vendido diretamente a eles por meio do *website* do Consulta do Bem e consistia em assinatura mensal para ter acesso ao portfólio de serviços oferecido.

Claramente, havia dificuldade nesse processo de vendas, embora as entrevistas com grupos de clientes evidenciassem que o produto era valorizado. A estratégia de marketing adotada foi integralmente digital, com anúncios patrocinados em plataformas de mídias sociais e mecanismo de busca. A taxa de interesse de pessoas que desejavam obter maiores informações era crescente, demonstrando o interesse pelo produto, mas a conversão desses interessados em assinantes era menor e, principalmente, o consumo de serviços médicos era muito baixo, o que comprometia a geração de caixa da empresa.

Ainda com dinheiro dos investidores em caixa os empreendedores adaptaram novamente o sistema para atender um outro segmento de clientes – as empresas. Concentrando-se em segmentos do varejo, comércio, serviços e microempresas que não ofereciam o benefício do plano de saúde a seus funcionários, a proposta era que a empresa contratasse o Consulta do Bem, realizando a assinatura pela sua carteira de funcionários. Como não se tratava de plano de saúde convencional, e sim de uma plataforma de *software* que possibilitava a união entre quem tinha a necessidade de serviços médicos e quem poderia oferecê-los, o empresário não corria o risco do sinistro que seria habitual na contratação de um plano coletivo de saúde. Por outro lado, a oferta de serviços não era tão completa como a de um plano convencional da saúde suplementar, mas poderia ser considerada uma situação intermediária para o funcionário, que passaria, então, a ter acesso a serviços subsidiados de saúde. Infelizmente, no entanto, observou-se certa resistência nesse mercado, que trabalhava com mão de obra menos especializada e alta rotatividade. Novamente, a *startup* continuava a enfrentar um dos aspectos mais mortais em seu ciclo de vida: a dificuldade de geração de caixa com um modelo de negócio que seja bem aceito e valorizado pelos clientes.

É interessante notar que a premissa inicial a partir da qual o Consulta do Bem foi criado foi baseada na suposta escassez da oferta de atendimento médico de qualidade. Não só essa premissa fazia todo o sentido, à época, para os empreendedores, mas também foi com ela que o capital foi levantado com investidores-anjo e com fundos de investimento especializados em negócios nascentes e inovadores. No entanto, os próprios empreendedores concluíram, após cerca de dois anos de operação, que o recurso escasso para os clientes médicos – que prontamente se juntaram ao projeto – era, na verdade, o volume de consultas, ou de pacientes. Observou-se, ao longo do projeto, que os pacientes não desembolsavam, de fato, seu próprio dinheiro diretamente para consumo de serviços de saúde. Em decorrência dessa situação, que combinou gastos significativos, principalmente com desenvolvimento de sistema, o qual foi evoluindo e se modificando significativamente ao longo do tempo para atender às mudanças de negócio nos diferentes ciclos de pivotagem, com geração de caixa cronicamente insuficiente para equilíbrio das contas da empresa, o Consulta do Bem, que constituiu um modelo inovador para otimização das agendas médicas existentes no mercado da saúde suplementar, encerrou as atividades em meados de 2018.

De acordo com os empreendedores, no entanto – e como era de se esperar –, o ciclo de vida do Consulta do Bem trouxe para seus fundadores inúmeros aprendizados e uma riquíssima rede de contatos na saúde, incluindo médicos, gestores de clínicas, serviços diagnósticos, desenvolvedores de sistema e investidores de diferentes portes. É com esse arsenal de recursos e novas ideias que ambos pretendem partir para seu próximo empreendimento.

REFERÊNCIAS BIBLIOGRÁFICAS

1. Charm T, Grimmelt A, Kim H, Lu N, Mayank, Ortega M, et al. Consumer sentiment and behavior continue to reflect the uncertainty of the COVID-19 crisis. [Internet]. McKinsey & Co. Disponível em: https://www.mckinsey.com/business-functions/marketing-and-sales/our-insights/a-global-view-of-how-consumer-behavior-is-changing-amid-covid-19 [acesso: 27 set. 2020].
2. Zhao P, Yoo I, Lavoie J, Lavoie BJ, Simoes E. Web-based medical appointment systems: a systematic review. J Med Internet Res. 2017;19(4).
3. Espino G, Aidar M. Saúde um negócio saudável. GV-executivo. 2019;18(1).
4. Yunus M. Criando um negócio social: como iniciativas economicamente viáveis podem solucionar os grandes problemas da sociedade. Elsevier; 2010.
5. Naigeborin V. Negócios sociais: um modelo em evolução. São Paulo: Artemisia; 2010.
6. Blank S, Dorf B. Startup: manual do empreendedor. Rio de Janeiro: Alta Books; 2014.
7. Ries E. A startup enxuta. São Paulo: Leya; 2012.
8. Osterwalder A, Pigneur Y. Inovação em modelos de negócios-business model generation. Rio de Janeiro: Alta Books; 2011.
9. Barney JB, Hesterly WS, Rosemberg M. Administração estratégica e vantagem competitiva. São Paulo: Pearson; 2007.

5 Plano de negócios na saúde

Arthur Ridolfo Neto
Marcelo Marinho Aidar

INTRODUÇÃO

Como visto no Capítulo 4, sobre empreendedorismo na saúde, o plano de negócios pode ser uma ferramenta muito importante para o empreendedor, na medida em que aponta questões críticas do negócio que está sendo criado.

Porém, empreendedores são realizadores e, em geral, não adotam análises de cenários, projeções de tendências ou planos de ação de longo prazo. Preferem o pragmatismo do "aqui e agora" e chegar às conclusões por meio de tentativa e erro. Além disso, muitos empreendedores têm dificuldade para articular ou compreender verdadeiramente o conceito ou modelo de negócio que está por trás de seu empreendimento. Qual é realmente o público-alvo do negócio? Onde ele se localiza? Qual o tamanho de mercado e da concorrência? Quais os diferenciais do negócio? Qual será o investimento inicial? Qual o tempo de retorno desse investimento? Qual o ponto de equilíbrio do negócio?

Seja por não acreditar na efetividade da ferramenta, seja por não ter conhecimentos adequados, a maioria dos empreendedores acaba por iniciar seu empreendimento sem um verdadeiro plano de negócios. Na verdade, isso não é um problema, até porque, muitas vezes, o modelo de negócios não chegou a ser validado no momento da sua criação, especialmente quando se está falando de algum negócio realmente novo, que represente alguma ruptura com os padrões de negócios existentes. Esse tipo de negócio, para ser escalável, incorpora bastante tecnologia e com frequência busca soluções de economia compartilhada ou plataforma de serviços online. São exemplos mais claros desses negócios na área da saúde plataformas de agendamento de consultas médicas, aplicativos com inteligência artificial para apoio no diagnóstico por imagens, plataformas de teleatendimento, entre outros.

Por outro lado, modelos de negócios tradicionais e já bem consolidados, como clínicas médicas, laboratórios de exames, unidades hospitalares, entre outros, já podem partir de uma base de conhecimento mais claro, desde que possam compreender e dimensionar seu tamanho de mercado, sua capacidade de atendimento, seus custos operacionais, a equipe necessária para a condução do negócio, entre outras variáveis, cujos valores financeiros são conhecidos ou podem ser estimados como alguma facilidade, com a ajuda de um plano de negócios.

Mas, afinal, o que é um plano de negócios e quais contribuições ele pode trazer para o empreendedor?

O plano de negócios é um documento que explica a oportunidade de negócios, identifica o mercado a ser atendido e fornece detalhes de como os planos serão perseguidos. Idealmente, o plano de negócios descreve como a qualificação da equipe gestora poderá apoiar o sucesso do negócio, explica os recursos necessários e mostra a previsão dos resultados durante razoável período. Segundo Longenecker, "o plano de negócios descreve a ideia de um novo empreendimento e projeta os aspectos mercadológicos, operacionais e financeiros dos negócios propostos para os primeiros três a cinco anos".[1]

Um sólido plano de negócios é especialmente importante para o empreendedor que deseja levantar fundos dos bancos, dos investidores-anjo ou capitalistas de risco. Porém, ele não se restringe a esses objetivos e partes interessadas. Um plano de negócios pode ter, portanto, várias partes interessadas.[2] Pode servir tanto para o público interno como externamente. Internamente, o processo de elaboração do plano pode revelar aos empreendedores e acionistas as principais fraquezas do negócio ou alertar para fontes de riscos a serem evitados. Para os gestores, ele oferece a base para operar os negócios, fazendo com que as previsões identificadas no plano sirvam como parâmetros que nortearão suas ações. O plano de negócios será a forma pela qual as diretrizes e metas são comunicadas aos funcionários.

Externamente, os investidores e financiadores são as partes interessadas mais comuns. Sempre que se deseja abrir um negócio que exija um investimento mais volumoso, o empreendedor necessitará complementar suas economias pessoais com fundos de financiamento. Nesse caso, o plano de negócios será a base para o levantamento dos recursos, pois atua informalmente como "garantia" de que os riscos foram calculados e de que há chances de sucesso razoáveis. No caso dos financiadores, bancos e outras instituições financeiras, o empréstimo provavelmente será obtido tendo como contrapartida garantias em bens e imóveis pessoais do empreendedor. No caso dos investidores, o negócio passa a ser a própria garantia, já que ele exigirá como contrapartida uma participação no negócio e passará a ser um sócio da empresa. Os fornecedores poderão estender o crédito, por meio da ampliação de prazos de pagamento, diante da exposição de um bom plano de negócios.

Parceiros estratégicos poderão ganhar confiança no empreendimento com a apresentação desse documento, e clientes potenciais podem se sentir mais seguros de que a empresa não descontinuará determinados produtos que sejam importantes fontes de suprimento para eles. Finalmente, incubadoras e aceleradoras de novos negócios podem exigir um esboço de plano de negócios para selecionar empresas candidatas a esse tipo de suporte.

ESTRUTURA DE UM PLANO DE NEGÓCIOS

Um bom plano de negócios deve ser capaz de integrar seus diversos aspectos (mercadológicos, operacionais, gerenciais e financeiros) e não ser apresentado como partes isoladas. Isso porque o dimensionamento das operações (plano operacional) deve estar alinhado à previsão de vendas (plano de marketing), a necessidade de contratação e capacitação de funcionários (plano gerencial) deve estar adequada ao planejamento operacional e, finalmente, o plano financeiro deve quantificar o que foi identificado nas várias partes do plano. A receita deve se originar da previsão de vendas, os custos e investimentos devem ser reflexos de uma capacidade produtiva projetada, as despesas de pessoal devem ter sido levantadas como base na quantidade e qualificação do pessoal exigido para o negócio. A seguir, são apresentados os principais aspectos e questões que devem estar respondidas no plano de negócios. A Figura 1 mostra os elementos de um plano de negócios completo e suas inter-relações.

Até mesmo na abertura de um consultório médico a elaboração de um plano de negócios pode ser útil. Considerando que o médico fundador da clínica realize consultas, exames e procedimentos simples, ele poderá aplicar a técnica para estimar a viabilidade econômico-financeira de seu consultório. Em um primeiro momento, ele deverá estimar sua demanda, tanto em número de pacientes como no tipo de intervenção (consulta, exame ou procedimento). Também deverá estimar a frequência ou recorrência com que seus pacientes visitarão a clínica, bem como quanto gastarão, em média, em cada visita (tíquete médio). Ao fazer essas estimativas, estará elaborando parte do seu plano de marketing.

Para atender à demanda prevista, o médico empreendedor deverá estimar o número de salas de consultórios, abertura de agendas, equipamentos médicos, tamanho da sala de espera e outros recursos necessários. Também precisará estimar a equipe de médicos, auxiliares, recepcionistas, entre outros profissionais que podem fazer parte da equipe, seja como funcionários, seja como profissionais autônomos. Ao fazer esse levantamento, o sócio da clínica estará formulando respectivamente seus planos operacional e gerencial. As considerações sobre outros sócios investidores e pagamento de remuneração e distribuição de resultados farão parte do plano gerencial.

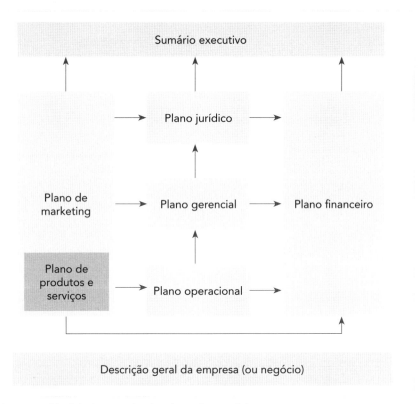

FIGURA 1 Modelo integrado de plano de negócios.
Fonte: Aidar, 2007.[2]

Os impostos que a clínica deverá recolher serão uma consequência direta da modalidade jurídica do negócio. Outras taxas relacionadas ao funcionamento da clínica, como anuidade do Conselho Regional de Medicina (CRM), também deverão ser estimadas. Assim, o plano jurídico abordará a natureza jurídica da clínica, bem como os diversos licenciamentos e taxas necessários à sua operação.

Somente com todas as definições mencionadas será possível estimar a viabilidade econômico-financeira do negócio. Assim, o plano financeiro nada mais é do que a quantificação das previsões de receitas, que tiveram origem no plano de marketing, subtraída dos custos e despesas que podem ser estimados a partir dos demais planos. Com base no plano financeiro, o fundador da clínica poderá estimar o ponto de equilíbrio do negócio, ou seja, quantas consultas, exames e procedimentos ele deverá realizar no mês para pagar suas despesas, bem como quanto tempo ele levará para retornar o investimento feito na clínica e qual será a taxa de retorno desse investimento em um determinado período. Também poderá enxergar previsões financeiras discutidas mais à frente neste capítulo. A seguir, serão apresentadas as partes que compõem um plano de negócios completo.

Resumo executivo

Embora o resumo ou sumário executivo seja a primeira parte do plano de negócios, ele deve ser a última parte a ser escrita, já que sintetiza os aspectos mais importantes do plano de negócios. Ele deve conter de uma a três páginas e mostrar uma visão geral do negócio, sendo fundamental para que se possa conseguir a atenção do leitor de 5 minutos, pois permite que, rapidamente, se possa entender, avaliar e acompanhar os planos da empresa, os produtos e/ou serviços, o mercado e os resultados de viabilidade financeira.

Descrição geral do negócio

Este tópico contém as informações básicas do negócio e enfatiza visão, missão, valores, estrutura organizacional e outros dados do perfil da empresa e seu ramo de atuações. Nesta parte do plano pode ser apresentado o Canvas, explicado no Capítulo 4, deixando claro o modelo de negócios que se pretende criar, os grupos de clientes e as respectivas propostas de valor, canais de venda e relacionamento com os clientes, parceiros-chave, entre outros aspectos. No caso de um laboratório ou clínica, devem ser explicitados claramente os públicos-alvo, convênios, tipos de exames, especialidades etc.

Plano de produtos e serviços

No caso da saúde, estamos geralmente falando em serviços. Uma clínica de estética, por exemplo, pode indicar os tipos de tratamento que são realizados, um laboratório pode destacar os exames que são feitos com suas variações, uma policlínica pode destacar as diversas especialidades que são atendidas. Questões importantes a serem descritas aqui se referem a características únicas dos produtos ou serviços, o estágio de desenvolvimento do produto no mercado e conhecimentos e técnicas específicas que são aplicadas. Um centro de diagnóstico pode mostrar exames de DNA que são utilizados para a realização de prognósticos dos pacientes e um centro de atendimento odontológico poderá destacar impressoras 3D utilizadas para apoiar a preparação de moldes, por exemplo. É nessa parte do plano que o empreendedor pode destacar suas reais competências distintivas.

Plano de marketing

O plano de marketing deve identificar os benefícios dos produtos e serviços oferecidos percebidos pelos clientes. Esta seção apresenta as principais abordagens relacionadas ao mercado pretendido pela empresa e as estratégias de marketing que devem ser adotadas para otimizar o desempenho organizacional. O plano de marketing deve responder a questões relativas a análise de mercado, proposta de valor, concorrência e estratégia de marketing, como:

- Quais são os fatores geográficos, demográficos, epidemiológicos e psicossociais que podem ser aplicados para segmentar o mercado?
- Quais são os segmentos e mercados-alvo mais atrativos para o negócio?
- Quais são os concorrentes e substitutos mais importantes deste mercado?
- Qual a tendência de crescimento deste mercado? Ele está se acelerando, estabilizado ou declinando?
- Qual sua principal estratégia competitiva e como será o posicionamento de mercados? Serão buscadas formas de diferenciação ou liderança em custo?
- Que estratégias de relacionamento serão utilizadas para atrair o cliente, incluindo comunicação, promoção, localização, estratégias de marketing de conteúdo e marketing digital?

É importante observar as restrições éticas relacionadas à forma de se fazer promoção relacionada a serviços de saúde. Os conselhos regionais são bastante restritos nesse ponto e estabelecem normas claras do que é ou não permitido fazer nessa área. Independentemente dos aspectos éticos, é importante que se destaque que a forma de planejar o marketing na saúde deve estar mais voltada para um marketing de conteúdo e de atração (*inbound marketing*) que para o marketing tradicional. Aqui as estratégias de informar e orientar o paciente por meio de *blogs*, *sites*, redes sociais etc. podem ser muito mais efetivas do que campanhas de marketing com promoções, descontos ou programas de fidelidade – práticas condenadas pelos Conselhos Regionais de Medicina e outros conselhos da área da saúde. Nesse sentido, os profissionais da saúde podem se beneficiar muito da adoção de práticas do marketing digital, especialmente aquelas que envolvem conteúdo técnico.

Plano operacional

Uma questão crítica na abertura de um serviço de saúde é o dimensionamento de sua capacidade, seja ele uma clínica, uma unidade hospitalar ou um laboratório de exame clínico. Para que haja um dimensionamento adequado, fazem-se necessárias informações relativas a número de atendimentos que serão realizados diariamente, tipo de atendimento, horários de pico, ocorrências que podem atrasar o serviço, tempo de espera para agendamento e no consultório que o paciente ou convênio poderão tolerar etc.

Assim, o plano operacional deve indicar quais serão os principais processos e atividades conduzidos na empresa, bem como deixar claro quais dessas atividades serão terceirizadas ou realizadas internamente. Quais etapas do exame laboratorial (coleta, laudo, entrega etc.), serão realizadas internamente e quais serão terceirizadas. Dependendo do caso, devem-se considerar aqui também eventuais parcerias estratégicas que serão firmadas, tipos de contratos e custos.

Um mapa da organização como o do laboratório de imagens odontológicas da Papaiz, apresentado na Figura 2, ajuda a representar e identificar os processos-chave que devem ser posteriormente mapeados com o apoio de fluxogramas.

Outro ponto que geralmente tem destaque no plano operacional é a localização do negócio. O empreendedor deve considerar que ela deve estar completamente alinhada ao público-alvo e posicionamento definidos no plano de marketing. A decisão da localização também terá impacto nas despesas de aluguel.

Plano gerencial

O plano gerencial deve refletir a estrutura organizacional que aponte os principais membros da equipe gerencial e suas inter-relações. As principais atividades também devem estar descritas nesse plano. Enquanto no plano operacional procurou-se mapear os processos e dimensionar a capacidade da organização para atender à demanda de forma adequada, no plano gerencial a preocupação principal passa a ser a respeito de estrutura organizacional, capacitação e desenvolvimento das equipes, e experiências necessárias. Questões relevantes a serem respondidas aqui são:

- Foi estabelecida uma estrutura organizacional clara, com definição de autonomia e processo decisório?
- Os membros da equipe gerencial possuem habilidades, educação formal e experiências necessárias para a função?
- Estão definidos programas de treinamento, desenvolvimento e integração de novos funcionários para garantir seu alinhamento com as estratégias do negócio, bem como o sistema de trabalho a ser adotado para estimular criatividade, inovação e compromisso?
- Como os funcionários serão selecionados e remunerados?
- Como será o processo decisório na empresa (níveis de autonomia e responsabilidade)?

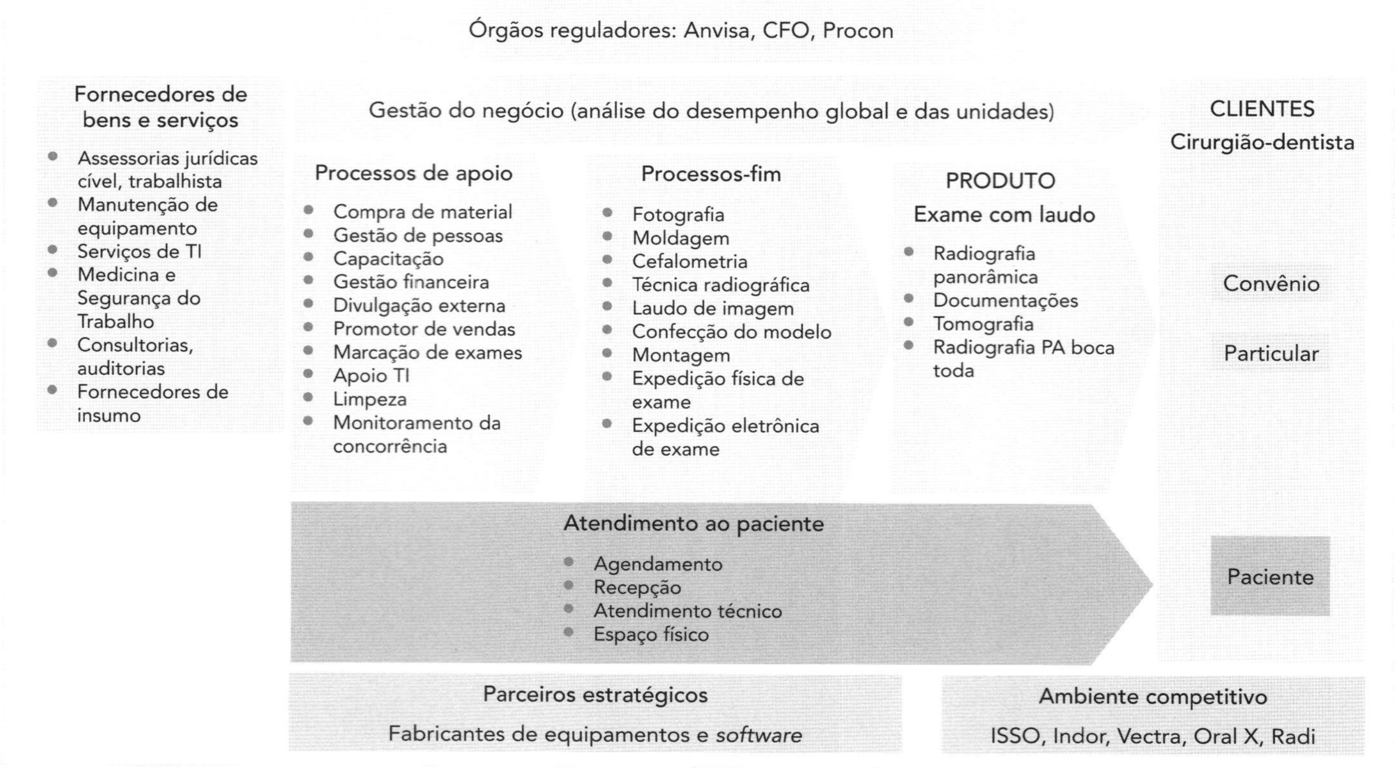

Órgãos reguladores: Anvisa, CFO, Procon

Fornecedores de bens e serviços
- Assessorias jurídicas cível, trabalhista
- Manutenção de equipamento
- Serviços de TI
- Medicina e Segurança do Trabalho
- Consultorias, auditorias
- Fornecedores de insumo

Gestão do negócio (análise do desempenho global e das unidades)

Processos de apoio
- Compra de material
- Gestão de pessoas
- Capacitação
- Gestão financeira
- Divulgação externa
- Promotor de vendas
- Marcação de exames
- Apoio TI
- Limpeza
- Monitoramento da concorrência

Processos-fim
- Fotografia
- Moldagem
- Cefalometria
- Técnica radiográfica
- Laudo de imagem
- Confecção do modelo
- Montagem
- Expedição física de exame
- Expedição eletrônica de exame

PRODUTO
Exame com laudo
- Radiografia panorâmica
- Documentações
- Tomografia
- Radiografia PA boca toda

CLIENTES
Cirurgião-dentista
- Convênio
- Particular

Paciente

Atendimento ao paciente
- Agendamento
- Recepção
- Atendimento técnico
- Espaço físico

Parceiros estratégicos
Fabricantes de equipamentos e software

Ambiente competitivo
ISSO, Indor, Vectra, Oral X, Radi

FIGURA 2 Mapa da organização Papaiz Associados.
Fonte: elaborada pelos autores.

Plano jurídico

O Novo Código Civil, vigente desde janeiro de 2003, estabelece que, dependendo da existência ou não do aspecto "organizacional e econômico da atividade", se uma pessoa desejar atuar individualmente (sem a participação de um ou mais sócios) em algum segmento profissional, enquadrar-se-á como empresário ou autônomo, conforme a situação, ou, caso prefira se reunir com uma ou mais pessoas para, juntas, explorarem alguma atividade, deverão constituir uma sociedade que poderá ser uma sociedade empresária ou sociedade simples. A modalidade de empresa, contudo, não é o único aspecto a ser abordado no plano jurídico. As questões mais importantes no âmbito do plano jurídico são:

- Foi definida a forma jurídica de constituição da empresa (empresa individual, sociedade por quotas de responsabilidade limitada, sociedade anônima comum ou unidade de negócios de uma corporação)?
- Foram definidas as implicações jurídicas, bem como vantagens e desvantagens tributárias dessa forma de constituição?
- Estão previstas restrições legais e regulamentações para o funcionamento do negócio, incluindo licenças/permissões que podem ser exigidas?

Para a elaboração do plano jurídico, especialmente na questão tributária, é fundamental a compreensão das modalidades jurídicas e respectiva incidência de impostos que recaem sobre elas.

Atualmente, no Brasil, há três tipos de regime tributário. São eles: Lucro Real, Lucro Presumido e o Simples Nacional. Muitos acreditam que o microempresário individual (MEI) é um tipo de regime tributário, no entanto, ele só é uma regulamentação para o trabalhador autônomo e sua tributação é regida pelo Simples Nacional.

Simples Nacional

O Simples Nacional é um regime tributário regulamentado em 2007 e alvo de diversas modificações até a atualidade, tendo como principal alteração o aumento do limite de faturamento para enquadramento no regime, determinado em 2018. Essa opção de regulamento reúne os principais tributos e contribuições federais, além do Imposto sobre Circulação de Mercadorias e Serviços (ICMS), que é de competência estadual e o Imposto Sobre Serviços (ISS), de competência municipal.

A tributação total incide sobre o faturamento. É um percentual aplicado sobre a receita bruta, conforme tabela a seguir, que se aplica às empresas que oferecem serviços de instalação, reparos e manutenção, além de agências de viagens, escritórios de contabilidade, academias, laboratórios, empresas de medicina e odontologia.

Receita bruta total	Alíquota	Valor a ser descontado
Até R$ 180.000,00	6,00%	0
De 180.000,01 a 360.000,00	11,20%	R$ 9.360,00
De 360.000,01 a 720.000,00	13,50%	R$ 17.640,00
De 720.000,01 a 1.800.000,00	16,00%	R$ 35.640,00
De 1.800.000,01 a 3.600.000,00	21,00%	R$ 125.640,00
De 3.600.000,01 a 4.800.000,00	33,00%	R$ 648.000,00

Lucro Presumido

O Lucro Presumido é uma forma de regime tributário geralmente utilizado por microempresas e empresas de pequeno porte, assim como o Simples Nacional. No entanto, essa opção acarreta o cumprimento de um número maior de obrigações acessórias, sendo um dos principais motivos para esta regulamentação ser adotada por menos empresas que o Simples Nacional.

Esse regime tributário prevê o lucro das empresas por meio do valor de sua receita bruta, ou seja, a Receita Federal define uma porcentagem em cima do faturamento e presume que tal valor será o lucro. Os requisitos para se enquadrar no regime é que o empreendimento tenha como limite um rendimento de até R$ 78.000.000,00 (setenta e oito milhões de reais) anuais e que a empresa esteja dentro das categorias de atividades permitidas para aderirem a esse sistema. As alíquotas dos impostos variam de acordo com essa atividade.

O processo de pagamento dos tributos é um pouco mais complexo do que o Simples Nacional, pois eles são distribuídos mensalmente e trimestralmente. ISS, PIS e Contribuição para Financiamento da Seguridade Social (Cofins), por exemplo, são apurados todo mês em cima do faturamento da empresa, enquanto o Imposto sobre a Renda das Pessoas Jurídicas (IRPJ) e a Contribuição Social sobre o Lucro Líquido (CSLL) são apurados todo trimestre em cima da porcentagem de lucro presumida pela Receita Federal. Essa opção de regime também exige o pagamento de 20% do INSS sobre a folha de pagamento, independentemente da categoria da empresa, além de possuir diversas obrigações acessórias, como o Sistema Público de Escrituração Digital (SPED).

O lucro é apurado por intermédio da aplicação de um percentual sobre a receita bruta. Para laboratórios, empresas de medicina e odontologia, que são consideradas empresas de prestação de serviços, o percentual para a apuração do lucro, para cálculo do Imposto de Renda, é de 32% e para a apuração da base de cálculo da CSLL é de 12%.

Lucro Real

O Lucro Real é um regime tributário em que os tributos incidem sobre o valor da apuração contábil do resultado, levando em conta acréscimos ou descontos que são permitidos legalmente.

Determinadas empresas devem, obrigatoriamente, seguir a regulamentação do Lucro Real. É o caso das empresas do mercado financeiro, empresas que tiveram ganhos provenientes do exterior ou qualquer outra que possua receita bruta com valor superior a R$ 78.000.000,00 (setenta e oito milhões de reais). É o caso de grandes instituições de saúde.

Os modelos de planilhas de cálculo seguirão os três sistemas de tributação mencionados anteriormente.

Plano financeiro

O plano financeiro representa a principal fonte de referência e controle da saúde financeira do negócio, sendo utilizada pelo empreendedor para projetar e conduzir suas atividades dentro dos parâmetros planejados, corrigir distorções, adaptar-se a novas variáveis decorrentes de mudanças na conjuntura. Ele também é utilizado como documento para divulgar a empresa, prospectar parceiros, investidores e captar capital de risco. É também uma boa ferramenta para análise de crédito por parte de fornecedores e instituições bancárias.

O plano financeiro contempla os tópicos referentes às necessidades de capital para os investimentos iniciais de mobilização da empresa, projeta os resultados, considera as receitas, os custos previstos e apresenta as análises componentes da parte financeira do negócio, como o fluxo de caixa e o balanço patrimonial, e finaliza com a análise do investimento projetado, utilizando-se de técnicas mais exigidas no mercado atualmente.

As questões mais relevantes a serem feitas são:

- Quais as suposições usadas para as projeções financeiras?
- Que níveis de receita, despesa e lucro são projetados pelos meses e pelos anos?
- Que posições financeiras existem agora e o que é antecipado em vários pontos durante os próximos cinco anos?
- Quando os negócios atingirão o ponto de equilíbrio?
- Quais os recursos financeiros exigidos agora?
- Quais os fundos adicionais exigidos?

- Como esses fundos serão usados?
- Quanto foi investido e emprestado pelos responsáveis?
- Quais as fontes potenciais adicionais que serão exploradas?
- Quais as proporções de fundos que serão débito e patrimônio dos proprietários?
- Que tipo de participação financeira está sendo oferecido?

Em linhas gerais, a parte financeira do plano de negócio pode se subdividir nos seguintes tópicos:

- **Investimento inicial.** Aquilo que o empreendedor deverá gastar para iniciar suas atividades, incluindo registros e licenças do governo, máquinas, móveis, equipamentos, pesquisas de mercado etc.
- É importante dedicar atenção especial ao investimento necessário no capital de giro, no ciclo operacional da atividade.
- **Projeção de resultados.** Planilha com projeção das entradas e saídas de recursos financeiros da empresa, de acordo com os dados lançados nas planilhas de receitas, custos fixos, custos variáveis (em cada produto ou serviço), impostos e despesas.
- **Ponto de equilíbrio.** É a relação que se estabelece quando as receitas obtidas igualam-se às despesas geradas (custos fixos + custos variáveis). Diz-se que, quando atingido o ponto de equilíbrio contábil, a empresa não apresentará lucro ou prejuízo. Neste quadro é demonstrado quanto a empresa deverá vender de cada produto/serviço para cobrir seus custos.

$$\text{Ponto de equilíbrio} = \text{Custos fixos} + \text{Despesas fixas} \div \text{Margem de contribuição (Preço} - \text{Custo variável)}$$

A seguir, ilustra-se o cálculo do ponto de equilíbrio.

Uma determinada clínica cobra em média $ 350,00 por procedimento. Seus custos variáveis são de $ 230,00 e seus custos e despesas fixas somam $ 480.000/mês.

Aplicada a fórmula mostrada, temos: $ 480.000 ÷ ($ 350,00 − $ 230,00) = 4.000

A empresa necessita ter um mínimo de 4.000 procedimentos para atingir seu ponto de equilíbrio e só a partir dessa quantidade passa a gerar lucro operacional.

- **Análise de investimentos.** Planilha que contempla os métodos mais comuns utilizados pelas empresas e exigidos pelas instituições financeiras para avaliar a viabilidade de um empreendimento. Estes métodos são: *Payback* (tempo de retorno), TIR (taxa interna de retorno) e o VPL (valor presente líquido).

O *Payback* (tempo de retorno) mostra em quanto tempo o projeto retorna o valor investido. Alguns investidores estabelecem que o valor investido tem de retornar em um determinado período, por exemplo, três anos. Outros podem exigir um período menor ou maior. Uma característica desse modelo de análise é a impossibilidade de se determinar de forma objetiva qual é o *payback* (período mínimo) bom para um investimento.

A taxa interna de retorno (TIR), como o próprio nome diz, apresenta o retorno periódico do investimento. Em geral, as projeções são feitas em períodos anuais e a TIR informa o retorno ao ano. O projeto será aceito se a TIR for maior ou igual a uma taxa mínima de retorno estabelecida pelo(s) investidor(es). Essa taxa é mais detalhada no tópico Custo de capital.

O valor presente líquido (VPL) representa o valor presente das entradas líquidas de caixa do projeto menos o valor do(s) investimento(s) necessários para sua implantação. O projeto será aceito se o VPL for maior ou igual a zero.

Nas próximas páginas serão detalhadas e ilustradas, com um modelo de planilha, as questões relevantes e a análise de viabilidade financeira. A planilha é apenas uma referência, e as premissas podem ser alteradas de acordo com as especificidades de cada usuário.

Vamos usar como modelo de referência o investimento em uma clínica. O horizonte de análise é cinco anos.

O primeiro passo é dimensionar os investimentos em equipamentos e instalações.

A primeira decisão, que é um fator muito importante, é o imóvel onde a clínica será instalada. A localização física é essencial em muitas atividades na área de saúde, em virtude do acesso e fluxo de potenciais clientes. Existem alternativas de escolha e decisão:

- Imóvel próprio.
- Imóvel a ser adquirido.
- Imóvel alugado.

A escolha dentre as alternativas terá impacto financeiro e na planilha de análise. Se o empreendedor já possui o imóvel, não haverá desembolso financeiro na aquisição ou locação, apenas desembolsos nas adequações físicas e instalações.

Mas o fato de o imóvel ser próprio não significa que o valor de mercado de venda ou locação não seja considerado na planilha de análise. Nesse caso, será registrado como custo de oportunidade o valor de venda ou locação do imóvel, pois, se não houver a instalação da clínica, ele poderá ser vendido ou alugado em valores de mercado. Dessa forma, o valor de aluguel de mercado do imóvel deve ser considerado nas despesas operacionais.

Todos os valores referentes às instalações físicas e equipamentos devem ser objeto de estudo e inserção na planilha. Os custos de aquisição e instalação devem ser dimensionados e sua vida econômica deve ser estimada, pois é fator fundamental na estimativa dos períodos futuros do fluxo de caixa do projeto. A estimativa de vida dos equipamentos e instalações é muito relevante, em razão do fato de que muitas vezes equipamentos em condições físicas de uso necessitam de substituição em decorrência das novas tecnologias que tornam o serviço prestado mais rápido e eficiente. Esse é um dos maiores desafios do empreendedor, pois questões tecnológicas, mercadológicas e físicas determinam a vida dos equipamentos e instalações e, consequentemente, o horizonte das projeções. Para fins de modelo de análise, nossas projeções consideram uma vida de cinco anos.

Um fator muito importante e na maioria das vezes não considerado no dimensionamento dos valores necessários para o empreendimento se refere ao ciclo operacional e ciclo de caixa da atividade empresarial. Quando ocorre a venda de um produto e/ou a prestação de um serviço, o recebimento dos valores dificilmente é à vista. Os valores em geral são recebidos posteriormente, por planos de pagamento que a própria empresa pode oferecer aos clientes, para incrementar vendas, ou no caso de convênios médicos. Dessa forma, a clínica ou hospital incorre em custos e despesas operacionais, como energia, materiais, mão de obra e tributos, que na grande maioria das vezes são pagos antes dos recebimentos das vendas efetuadas ou serviços prestados. Essa é a necessidade de capital de giro.

O empresário deverá então dimensionar, de acordo com o nível de faturamento, as necessidades de recursos financeiros de que precisará para efetuar esses pagamentos que ocorrem antes dos recebimentos. De uma forma geral, existe uma relação direta percentual entre capital de giro e vendas. Para fins de modelo de análise, nossas projeções consideram que a necessidade de capital de giro é equivalente a 10% da receita de vendas.

Já temos então os dois valores relevantes de investimentos para a clínica: as instalações e equipamentos (investimentos de capital) e os investimentos no capital de giro.

O próximo passo é dimensionar o volume de vendas e/ou serviços e preços que serão praticados, considerando os diferentes procedimentos e clientes potenciais da clínica. Deverão ser feitas estimativas futuras de volumes e preços. Nesse momento, o conhecimento da dinâmica do negócio e de todas as variáveis envolvidas é de extrema importância no processo. A qualidade da análise, e eventuais decisões, corretas ou não, dependem em grande parte desse conhecimento.

Após as projeções de receitas, calculam-se os custos operacionais. Os principais elementos são mão de obra e materiais. Esses custos têm relação direta com o volume de vendas e serviços prestados e normalmente são estimados como um percentual da receita de vendas. A tendência de crescimento desses custos, bem como a evolução das despesas operacionais, como vendas, administrativas e aluguel, são projetadas para o horizonte previsto.

Outro fator relevante é o regime de tributação a que a clínica estará sujeita, que dependerá dos fatores já discutidos no plano jurídico.

Em qualquer empreendimento existem pelo menos três agentes: o investidor, que vai alocar recursos no projeto; o profissional de saúde, como médico ou dentista; e o administrador da operação. No início os papéis são desempenhados pela mesma pessoa, mas, conforme a atividade tenha crescimento, pessoas distintas vão exercer as funções. É muito importante que ocorra separação logo no início, ainda que a mesma pessoa exerça todas as atividades. A remuneração dos profissionais de saúde e dos profissionais da administração será exatamente a mesma praticada no mercado, independentemente de o profissional em questão ser ou não investidor no projeto, pois sua remuneração será consequência do resultado financeiro.

Custo de capital/Taxa mínima de atratividade

Outra variável importante é o custo do capital investido, a taxa mínima que os investidores exigem do projeto. Na grande maioria dos empreendimentos, a totalidade ou parcela significativa dos valores pertence aos investidores e excepcionalmente há recursos de instituições financeiras, nas quais os juros já estão estabelecidos. A determinação do custo de capital está diretamente relacionada com a taxa de retorno exigida pelos investidores. O ponto de partida para estabelecer a taxa é o rendimento de aplicações financeiras. Esse rendimento é o fator inicial e a ele deve ser adicionado um excedente relativo ao risco que o empreendedor está assumindo no empreendimento. A mensuração do risco é feita muitas vezes de forma subjetiva e vai depender da tolerância maior ou menor do investidor ao risco. Para fins de modelo de análise, nossas projeções consideram que o custo de capital é de 15% ao ano.

A Tabela 1 a seguir exemplifica a demonstração desses parâmetro com um caso hipotético.

TABELA 1 Exemplo de plano financeiro de uma clínica (tributação pelo Simples)

	Ano 0	Ano 1	Ano 2	Ano 3	Ano 4	Ano 5
(=) Receita bruta de vendas		3.500.000	3.570.000	3.641.400	3.714.228	3.788.513
(-) Impostos (Simples)		-595.640	-606.840	-618.264	-629.916	-641.802
(=) Receita líquida de vendas		2.904.360	2.963.160	3.023.136	3.084.312	3.146.711
(-) Custos operacionais		1.225.000	1.286.250	1.350.563	1.418.091	1.488.995
(=) Lucro bruto		1.679.360	1.676.910	1.672.574	1.666.221	1.657.715
(-) Despesas operacionais		875.000	918.750	964.688	1.012.922	1.063.568
(=) Lucro operacional		804.360	758.160	707.886	653.299	594.147
Capital de giro		350.000	357.000	364.140	371.423	378.851
Investimento de capital	-2.150.000					
Investimento no capital de giro	-350.000	-7.000	-7.140	-7.283	-7.428	
Fluxo de caixa do projeto	-2.500.000	797.360	751.020	700.603	645.871	972.999
Acumulado simples	-2.500.000	-1.702.640	-951.620	-251.017	394.854	1.367.852
Fluxo de caixa a valor presente	-2.500.000	693.357	567.879	460.658	369.279	483.752
Fluxo de caixa a VP acumulado	-2.500.000	-1.806.643	-1.238.764	-778.106	-408.828	74.924
Payback	4 anos e 10 meses					
Valor presente líquido	74.924					
Taxa interna de retorno do investimento	16,2%					

(continua)

TABELA 1 Exemplo de plano financeiro de uma clínica (tributação pelo Simples) (continuação)

	Ano 0	Ano 1	Ano 2	Ano 3	Ano 4	Ano 5
Premissas adotadas						
Período de funcionamento diário	8					
Taxa de ocupação média	50%					
Imposto simples	16%					
Crescimento anual das receitas	2%					
Crescimento anual dos custos e despesas	5%					
Capital de giro	10% da receita					
Alíquota simples	6%					
Custo de capital	15%					

Fonte: adaptada de Aidar e Azzam.[3]

REFERÊNCIAS BIBLIOGRÁFICAS

1. Longenecker JG, Moore CW, Petty JW. Administração de pequenas empresas. São Paulo: Makron Books; 2004.
2. Aidar M. Empreendedorismo. Coleção Debates em Administração. São Paulo: Cengage; 2007.
3. Aidar M, Azzam J. Curso Gestão de Clínicas Médicas e Odontológicas – FGV.

6 Valor em saúde

Ana Maria Malik
Walter Cintra Ferreira Jr

INTRODUÇÃO

O século XXI tem trazido a preocupação com o olhar dos diferentes usuários na avaliação de qualquer produto ou serviço produzido. Embora as teorias da qualidade já mencionassem que este atributo seria ligado àquilo pelo que alguém estivesse disposto a pagar, ainda cabia aos seus produtores dizer o que desejavam fazer e de que forma tinham interesse em entregar o que faziam.[1] A saúde é uma área de conhecimento (e de prestação de serviços) que não tem uma única teoria por trás. Muitas são as possibilidades de análise que a caracterizam. Por exemplo, a questão da doença, estudada no âmbito da medicina. Ou do cuidado, objeto de diversas disciplinas como a enfermagem e a reabilitação.[2] A comunicação, que apenas recentemente se tornou campo explícito de interesse dos profissionais, criando o campo de experiência do paciente[3] que trabalha muito próximo da área de conhecimento do marketing, tornou-se objeto de estudo, ainda mais em um momento em que as redes sociais ampliam e amplificam o alcance de opiniões, corretas ou não, justificadas ou não.

De fato, qualquer opinião se explica, ainda mais quando apoiada no conceito de que o cliente sempre tem razão. Na área da saúde, sabe-se que o ponto de vista técnico certamente não é o único. A volta ao normal de valores de exames alterados, por exemplo, não é o mesmo que a sensação de ter sido bem ou cuidadosamente atendido. O tempo real de espera tem pouco a ver com a maneira como o usuário do serviço ou seu acompanhante se sentiu durante o período. Além de tudo, cada vez mais se discute o conceito de necessidade. Tradicionalmente, ele era visto como um critério técnico, mas, nos últimos anos, também em razão da quantidade de informações disponíveis, os desejos da pessoa sob cuidados vêm sendo cada vez mais levados em conta.

Uma das grandes discussões envolvidas na assistência tem sido a segurança do paciente, que é afetada pelo uso excessivo (*overuse*), inadequado (*misuse*) e insuficiente (*underuse*) de recursos e procedimento.[4] A definição desses critérios se relaciona diretamente ao conhecimento e às evidências científicas, mas eventualmente contradiz as demandas do serviço (em razão dos modelos de financiamento), do usuário e até do profissional envolvido. A prestação de assistência sem normas costuma levar a variações não controláveis nos processos, com utilização de insumos e práticas baseada na vontade dos profissionais (sejam eles quais forem), dificultando a padronização e, consequentemente, a comparação de resultados.

Uma das formas utilizadas no âmbito da gestão em saúde para lidar com essas questões, desde os anos 1990, são os protocolos.[5] Se, por um lado, eles acabaram sendo um instrumento para controlar custos, por outro foram mecanismos para normalizar/manualizar a assistência prestada, tentando ajudar aqueles que não eram diretamente especialistas no problema a saber em que condições se tornava necessário encaminhar o paciente e para quem. Que tipo de procedimentos faria sentido e que condutas tomar antes de utilizar recursos mais sofisticados em demasia, deixar de usar dispositivos disponíveis e aplicar condutas equivocadas apenas porque fazem parte dos usos de determinada organização. Apesar dos 30 anos de utilização dos protocolos, eles ainda não fazem parte da cultura profissional, menos ainda situações em que o controle é visto como um cerceamento à liberdade e pode ser visto como uma forma de racionamento. Essa argumentação vale tanto para o setor público quanto para o setor privado. Em ambos os profissionais podem alegar que estão sendo impedidos de prestar um serviço adequado ao paciente, seja por falta de infraestrutura, seja por medida de economia.

Já se tentou utilizar os protocolos como modelo de remuneração (e sua distorção gerou os chamados pacotes). Mais contemporaneamente, o modelo de remuneração por *bundles* tem o mesmo princípio – o que faz sentido para determinado paciente, com um dado diagnóstico, em uma determinada configuração assistencial, para um episódio. O exemplo clássico atual é o de cirurgias de prótese de quadril[6] ou de joelho, em que se considera um processo inteiro, não apenas a cirurgia: a preparação para o procedimento e a recuperação pós-cirúrgica. Em algumas realidades, porém, os *bundles* são vistos também como apostas de racionalização de recursos – por vezes, gasta-se de fato menos do que esses protocolos propõem pagar e, por vezes, mais. Esse modelo, em última análise, reduziria a variação nas condutas assistenciais e permitiria identificar quais as mais eficazes para determinados problemas de saúde. No mundo real, com o modelo de remuneração baseado na prestação de serviços (o chamado *fee for service*), há um incentivo perverso para a utilização de procedimentos ou recursos pelos quais se paga melhor, sem considerar os resultados, seja para os pacientes, seja para as organizações ou ainda para o sistema de saúde.

AFINAL, O QUE É UMA PROPOSTA DE VALOR?

Existe uma questão preliminar a considerar, antes de assumir qualquer posição a respeito de como lidar com o assunto valor em saúde: definir se o valor tem a ver com o sistema ou com um serviço. Na verdade, como boa parte da bibliografia é estadunidense e nos EUA não se pode falar, de fato, em um sistema, a lógica acaba sendo a dos serviços. Trabalhar com essa realidade também supõe *stakeholders* com papéis diferentes do que desempenham no Brasil. Por exemplo, os empregadores nos EUA têm um papel muito mais relevante, porque percebem claramente o impacto da prestação da assistência à saúde nos seus resultados (na verdade, desde – pelo menos – a publicação de Deming sobre os 14 pontos da qualidade e as 7 doenças mortais, em que uma delas tem a ver com os custos crescentes da assistência médica[1]). Assim, na realidade brasileira deveria ficar claro se o ponto é o sistema de saúde – no caso, o Sistema Único de Saúde (SUS), em suas dimensões nacional, estaduais e municipais, ou alguns sistemas corporativos de operadoras de saúde que possuem redes de fato – ou alguns serviços, por melhores que sejam, como hospitais de excelência.

Desde 2006, com a publicação do livro de Porter e Teisberg,[7] a expressão valor em saúde passou a ser extremamente conhecida. Em última instância, sua definição é a relação entre os resultados que importam para os pacientes (desfechos clínicos) e o custo para atingir esses resultados. Se por um lado a inclusão do ponto de vista do paciente no conceito mostra uma evolução na forma de olhar para o setor e para a prestação de serviços, por outro há muitos outros atores que importam nos processos e sem eles o paciente será mais uma vez apenas um pretexto, como ocorre com frequência. Por mais que definições sejam aparentemente óbvias e que na área da saúde em tese os desejos sejam consensuais, cada um dos interessados tem sua própria proposta de valor.

A teoria mais comumente utilizada (sempre segundo Porter) é que a entrega de valor pelo sistema deve seguir alguns princípios e eixos estratégicos. Por exemplo, espera-se que as ações sejam centradas nos pacientes e em suas condições de saúde ao longo de todo o ciclo de atendimento, não apenas nos procedimentos realizados. Isto significa desenvolver um vínculo com o paciente, seja por parte do profissional, seja por parte da equipe ou do serviço como um todo, pensando em ações e serviços em médio e longo prazos, da prevenção à reabilitação e até nos cuidados prestados no final da vida. Para isso, os contatos entre o paciente e quem cuida dele (sistema, sistema de serviços) não podem ser eventuais ou episódicos.

Apenas dessa maneira é possível falar em resultados associados a valor, seja segundo o modelo em questão, seja segundo o modelo do *triple aim*, do Institute for Healthcare Improvement (IHI),[8] considerando a melhor saúde, a melhor experiência de cuidado ao menor custo *per capita* possível, seja segundo o modelo do Ariadne Labs,[9] cuja visão é entregar o melhor cuidado possível, para todos os pacientes, em todos os lugares, o tempo todo. Todas essas propostas de valor consideram a necessidade de haver medidas (ou indicadores) válidas, definidas pelos envolvidos, para os diferentes processos. Os custos ou o pagamento fazem parte explicitamente dos modelos do IHI e de Porter, mas não do Ariadne.

Melhor cuidado tem a ver com resultados sob o ponto de vista dos diferentes atores. Na prática internacional (e em alguns poucos exemplos no Brasil, como promovido pela Associação Nacional de Hospitais Privados – ANAHP), já se busca compreender as medidas que os pacientes referem, bem como sua experiência (*patient-reported outcome measures* – PROMs e *patient-reported experience measures* – PREMs). Por mais que elas sejam importantes para avaliar desfechos como dor, capacidade funcional, qualidade de vida e a maneira pela qual os cuidados prestados foram percebidos, elas não substituem o ponto de vista dos profissionais da prestação de assistência nem a dos gestores do sistema, seja ele público, seja privado. Afinal, a grande maioria das pesquisas de opinião relacionada a políticas públicas ou a questões de cidadania aponta para a necessidade de melhorar a saúde (claramente entendida como a prestação de assistência ou de cuidados). Da mesma forma, os beneficiários de planos de saúde sempre querem mais acesso. No Brasil do século XXI, observa-se a proliferação de modelos alternativos aos sistemas formais, chamem-se de clínicas populares ou de outras maneiras de atender aos desejos ou às necessidades do usuário, precise ele objetivamente ou não do cuidado que demanda.

No entanto, uma das críticas que os gestores de saúde fazem a esse tipo de modelo alternativo é que ele, diferentemente do que se espera observar nas redes (mais uma vez, públicas e privadas), não fomenta qualquer tipo de vínculo ou continuidade de cuidado; pelo contrário, estimula consumos pontuais. Como o que explica (e por vezes justifica) sua existência é a demanda, ou a expectativa do usuário, valor é obter atendimento quando quiser, por um preço que possa pagar. Neste caso, a lógica não é a da saúde, mas sim a do mercado. O valor é potencialmente atribuído pelo consumidor/cliente e pelo fornecedor do serviço. Neste caso, gestor de saúde refere-se a quem busca a saúde e não apenas o cuidado com a doença do cidadão.

Proposta de valor tem a ver com características que fariam com que uma organização fosse melhor que outra aos olhos de quem utiliza (ou idealmente escolhe) o que vai utilizar. Dessa forma, o conceito por trás é o de competitividade, não necessariamente lucratividade. No Brasil, o SUS é competitivo para o cidadão, mesmo que ele não o reconheça, em algumas áreas, como no tratamento em oncologia ou em especialidades de alto custo ou alta tecnologia que, no setor privado, são oferecidas em circunstâncias muito específicas, inclusive de remuneração. Mesmo sem mecanismos formais de comunicação, o setor privado encaminha seu usuário/beneficiário para o setor público ou acaba lhe mostrando ser este o caminho natural.

Em função dos demais interessados, as propostas de valor podem ser muito diferentes: o que atrai o médico ou os demais trabalhadores do setor para certas organizações e não para outras? Em alguns casos, se trata do salário; em outras, de localização. Em outras, ainda, de estabilidade, ou de possibilidade de aperfeiçoamento profissional, de controle de resultados ou simplesmente de emprego. Por exemplo: em tese, um dos modelos de assistência que mais traz valor ao paciente e ao financiador é a assistência primária/estratégia de saúde da família. No entanto, para os profissionais esse tipo de atividade pode não ser atraente, ou porque o trabalho parece não desafiador (embora esse conceito seja questionável, uma vez que seguir uma família e mantê-la saudável possa ser muito compensador), ou porque ele é pouco reconhecido externamente ou ainda porque as possibilidades de ganho são mais estáveis e controladas. No setor público, os salários do médico de família e do agente comunitário, pelo menos, inicialmente foram capazes de atrair profissionais para as posições abertas. Essa condição levou, porém, a diversas distorções: o médico que deveria permanecer no município, uma vez que estava sendo bem remunerado para isso, com frequência passou a receber essa atraente remuneração em mais de um município, afastando-se do modelo preconizado. Por sua vez, no setor privado começam a aparecer modelos de assistência com distintas formas de remuneração em teste.

Para fornecedores de bens e serviços, trabalhar com o setor público pode ser uma oportunidade, tendo em vista o volume de compras e os valores praticados. Por outro lado, os modelos de aquisição e controle não necessariamente são os mais adequados. A garantia de remuneração parece mais próxima no setor privado, mas a rigor são feitas maiores exigências.

Os empregadores recorrem muitas vezes a modelos privados, pois confiam pouco no setor público, principalmente em relação a prazos e controle de força de trabalho. No entanto, muitas vezes seu relacionamento com as operadoras de planos de saúde não ocorre de maneira satisfatória, diante do desconhecimento do que pode ser obtido caso ocorra algum diálogo entre operadoras e empregadores. Mesmo que as decisões sejam baseadas fortemente em custos e em reclamações de usuários, a gestão do benefício saúde[7] pode trazer bons resultados para todos os envolvidos.

No mundo ideal, o Estado buscaria valor em uma população saudável, em relação à qual controlasse doenças que não se pode evitar (como as doenças crônicas, cujo aparecimento se pode retardar ou cujas consequências se pode minorar), que utilizasse adequadamente medicamentos e exames e que considerasse satisfatório o cumprimento de seu direito. No entanto, não pode abrir mão de seu papel no controle dos determinantes sociais de saúde e dos objetivos do desenvolvimento sustentável. Para isso, ele poderia contar com seus serviços próprios e funcionários públicos, mas também com parceiros privados, em relações construídas e não impostas, com gestão dedicada e controle de resultados, além dos financeiros.

Fica claro, portanto, que a proposta de valor tem um componente social inalienável. Seu desenho interno, em uma única organização, por seu corpo gerencial, é necessário, mas acaba se refletindo em um modelo fragmentado, com o qual muitas sociedades capitalistas vêm lidando nos últimos anos.

DO CUIDADO FRAGMENTADO AO CUIDADO INTEGRADO

Não é novo o diagnóstico de que o modelo de assistência à saúde atual é fragmentado, praticamente no mundo todo. Essa fragmentação, ao mesmo tempo que aumenta os custos, pois enseja repetição de procedimentos e de terapias, além de tomar muito mais tempo, também faz com que o cuidado seja, de maneira geral, de pior qualidade. Pode-se ter alegações que vão desde o privilégio à individualidade/escolha, em um modelo basicamente liberal privado ou à disponibilidade de profissionais em um modelo público. No entanto, embora o processo e os resultados sejam pouco satisfatórios, fala-se muito em mudar, porém se verificam poucas ações nesse sentido.

Mais uma vez, como proposta de alternativa de mudança, o modelo de Porter é o mais conhecido. Ele consiste em um desenho que se inicia com a organização do sistema (ou do serviço) em **unidades de prática integrada**.[7] Espera-se que nessas unidades haja a definição de um grupo de condições de saúde a serem atendidas (e não todos os pacientes ou cidadãos sob cuidado). Alguns críticos desse modelo dizem que ele termina por fazer também a seleção da complexidade dos casos a serem atendidos, enviesando positivamente os resultados obtidos. Outra característica dessa forma de organização é o funcionamento por meio de equipes multidisciplinares, em espaços compartilhados e cada vez mais utilizando sistemas de prontuários eletrônicos comuns, que democratizam o conhecimento a respeito do que ocorre com o paciente, facilitando as discussões sobre os pacientes e seus desfechos clínicos.

Considerando de fato as unidades integradas, não se trata mais de analisar paciente a paciente. Pelo contrário, espera-se que desfechos e custos sejam medidos para todas as pessoas sob cuidado por determinada condição, em vez do que se observa de maneira geral, a produção e o cumprimento de processos e *checklists*. Existe, porém, em algumas realidades, a crítica ao fato de que, tendo em vista a intenção dos prestadores de serem remunerados adequadamente, as necessidades dos pacientes e os procedimentos a que eles são submetidos são superestimados. Seja como for, este modelo pressupõe uma avaliação voltada ao **estado de saúde** alcançado, ao **processo de assistência e de recuperação** e à **manutenção da saúde** (nos dois últimos quesitos pode entrar o que os pacientes ou familiares valorizam, como a possibilidade ou não do retorno às atividades normais que o indivíduo desenvolvia, no trabalho ou no lazer, ou como ele se sente). A valorização da avaliação por parte dos pacientes e familiares, entre outras causas, levou à criação do International Consortium for Health Outcomes Measurement (ICHOM, www.ichom.org). No Brasil, esse tipo de iniciativa ainda é incipiente e está longe de configurar um movimento.[10]

Para de fato tentar avaliar o valor entregue aos pacientes, também se faz necessário conhecer o custo envolvido nesse cuidado. Atualmente o modelo de Porter tem por trás o chamado custeio baseado em atividade e tempo (*time-driven activity-based costing* – TDABC),[11] que se desenvolve junto ao paciente, permitindo uma nova forma de tomada de decisões sobre alocação de recursos, visando aprimorar a utilização de capacidade instalada e redução de desperdícios. Como no Brasil a centralização de decisões ainda é a norma, seja no setor público, seja no privado, torna-se difícil pensar em sua introdução. No entanto, cabe lembrar que um de seus autores é Kaplan, um dos envolvidos no desenvolvimento do *balanced scorecard* (BSC), que justamente tenta evidenciar que os resultados são multidimensionais.

Ainda faz parte do modelo integrado, tendo em vista a redução da fragmentação das ações, o **pagamento por todo o ciclo de cuidado**, e não por episódios isolados de assistência. Assim, cada condição poderia ter definido para ela um *bundle* (pacote), que abrangesse o cuidado como um todo e que permitisse algum incentivo por bons resultados. Como qualquer atividade humana, existe a possibilidade de falsear a realidade, buscando casos mais favoráveis ou procedimentos mais bem remunerados. No Brasil há poucas experiências nesse sentido, fomentadas por operadoras de saúde, frequentemente com inspiração estadunidense. Em alguns países europeus esse modelo também vem sendo adotado, lembrando que nesse continente o ciclo de cuidado usual abrange muito mais que a assistência em unidades de pacientes agudos. No modelo de redes de saúde, muito mencionado no setor público, a modalidade de orçamento global vem sendo tentada. No entanto, este ainda está longe de abranger o paciente como um todo, tendo em vista o componente cuidado com o cidadão saudável ou aquele que necessitaria de cuidados pós-agudos.

Esta discussão traz no seu âmago a questão do **cuidado integrado entre diferentes unidades**, que define o trabalho em redes, o qual deveria ocorrer não apenas entre as unidades de um mesmo dono (como seria o caso do SUS ou de uma única operadora), mas entre aquelas que conformam uma cadeia de valor a ser usada em cada condição (não em cada episódio). Mais uma vez, o desenho de redes é a antítese da proposta da livre escolha, pressupondo uma rede que permita selecionar prestadores com vista aos desfechos mais adequados para cada condição (e não aqueles mais convenientes, seja por questões financeiras, seja por relacionamentos pessoais). A obtenção desses resultados depende de um modelo de governança voltado a essa definição e pronto a defendê-la, remunerá-la e avaliá-la. A rigor, faz parte desta discussão a questão de um pagador único por rede, pois este seria o mecanismo que permitiria atender ao modelo desejado.

O modelo de Porter ainda pressupõe expansão geográfica de serviços de excelência e a construção de uma plataforma informatizada que permita a realização de todos os quesitos apontados. No entanto, nos últimos anos nenhuma dessas duas situações foi, de fato, conseguida. Centros de excelência acabam buscando suas próprias clientelas e as vantagens que acreditam lhes serem devidas; por sua vez, todas as plataformas eletrônicas testadas têm sido consideradas insuficientes ou trazem muitas reclamações, apontando para problemas de relacionamento entre usuário e sistema. Nenhuma é vista como suficiente; considera-se que todas demandam muito tempo para serem adequadamente preenchidas e a migração de um sistema para outro tem trazido dificuldades. Plataformas de atendimento a distância vêm sendo cada vez mais utilizadas, em diferentes realidades, e um dos empecilhos para sua viabilização começa a ser superado com o desenho de alguns possíveis mecanismos de remuneração nesta modalidade de assistência.

Por mais difícil que a mudança pareça, ela é possível por meio de modelos organizacionais que tentam viabilizá-la. Como em qualquer tentativa de mudança e em uma organização (como a implantação de cultura de qualidade ou de segurança), não se consegue viabilizar o novo sem que a alta direção esteja envolvida.

O *TRIPLE AIM* E O PACIENTE NO CENTRO DO CUIDADO

Feito o diagnóstico de que o cuidado é fragmentado e de que isso é um problema para a assistência, para o sistema, para os desfechos obtidos e para o paciente, faz sentido buscar formas de mudar essa situação. Uma das maneiras de entender o sistema de modo a aumentar a integração entre as partes é colocando o paciente no seu centro. Esta afirmativa pode parecer óbvia, pois todos os processos deveriam se orientar em função dele, mas de fato isso representaria uma quebra de paradigma. No modelo atual, os prestadores e sua lógica são dominantes. O que define a oferta é a disponibilidade de profissionais e de serviços, não as necessidades epidemiológicas da população nem suas possibilidades de acesso. Com isso, imperam consultas de pronto atendimento, repetidas solicitações de exames fora de protocolo e desconhecimento da história clínica e pessoal do indivíduo sob cuidado.

Uma das características do cuidado centrado no paciente tem a ver com a longitudinalidade do cuidado e com a sua continuidade. Quanto mais os profissionais/as equipes da assistência e o paciente se conhecem, melhores os resultados. A literatura aponta para isso, embora não consiga determinar todas as variáveis envolvidas e quais as que mais fazem a diferença. Isto vale tanto para questões de saúde mental quanto para problemas mais agudos e, principalmente, para a manutenção da saúde.

O Institute for Healthcare Improvement (IHI) desenvolveu seu modelo depois de começar a trabalhar com doenças crônicas, considerando a necessidade de atingir, no âmbito de serviços (mais que de sistemas) de saúde, **três objetivos** (*triple aim*): a **melhor saúde para uma população**, a **melhor experiência de cuidado** para o paciente ao **menor custo** *per capita* possível, conforme já apresentado de forma sucinta. No entanto, trabalhando com uma visão mais analítica, a primeira constatação cabível é que definir/medir a melhor saúde da população depende fundamentalmente de explicitar qual a população analisada. Ou seja, desejar a melhor saúde para a população de um país é muito justo, porém pouco factível sob o ponto de vista operacional e de logística, dadas as disparidades existentes em qualquer local (por mais que pareça reduzido, restrito e homogêneo). Assim, eleger um local, uma organização (de saúde ou não), uma condição (para usar o termo de Porter) ou ainda uma linha de cuidado para medir seus indicadores e tentar intervir sobre eles seria o primeiro passo para atingir esse objetivo. O menor custo *per capita* possível é um critério importante. No entanto, para obter esse resultado, é necessário dispor de dados de custo (informação não muito comum, e no Brasil ainda mais difícil de obter de forma correta no setor público que no privado), ter clara a população da qual se pretende cuidar e ainda definir com clareza o que é o custo mais baixo possível: o que de fato oferecer e o que não, em que circunstâncias; com que recursos contar e quais deixar de lado; e o que se pretende atender e o que postergar.

Quanto à melhor experiência de cuidado, este é um tema muito em voga no século XXI. Cabe nele a questão da chamada experiência do paciente, um campo de conhecimento relativamente novo e que tem sido ocupado por diversos *stakeholders*, muito mais em território norte-americano que em outros países. Este conceito assume desde questões de segurança do paciente (envolvendo a pessoa no seu cuidado e perguntando o que importa – existe um movimento ainda em crescimento relacionado à questão "*what matters to you?*"[12]) até questões voltadas àquilo que Donabedian chamava de amenidades nos anos 1980[13] (como a introdução, em alguns serviços, de profissionais como o *concierge*, que se ocupam de refeições favoritas, acesso à internet e outros serviços que não estão diretamente relacionados ao cuidado, mas que podem fazer a diferença nos resultados e no relacionamento do paciente com a equipe. E, contra quaisquer propostas de racionalização, nos EUA no século XXI, há médicos chamados médicos *concierge*, destinados a atender os pacientes no momento em que estes assim o desejam. Trata-se de um modelo destinado a quem está disposto a pagar pela ociosidade do profissional.[14]

No entanto, nenhuma dessas questões trabalha com o paciente no centro do cuidado de fato, independentemente do discurso. Ter o paciente como centro presume que a assistência seja pensada de acordo com suas necessidades e suas demandas. Dessa forma, principalmente no quesito demanda, ele seria o *stakeholder* principal no momento de definir o que é valor. Muitos profissionais de saúde resistem a este conceito, assumindo que o paciente é hipossuficiente e não tem o conhecimento necessário para tomar decisões, nem para avaliar a assistência que recebe. De fato, se, por um lado, deixar totalmente as decisões sob responsabilidade do paciente pode ser considerado injusto, em razão da assimetria de informações, justificando o diálogo entre quem presta a assistência e quem a busca (ou a recebe), por outro o indivíduo leigo pode ser manipulado com estatísticas ou argumentos que, às vezes, ocultam intenções e interesses. Assimetria de informações existe sempre: quem sabe o que significa sentir-se melhor é quem não se sentia bem; quem conhece os riscos de um procedimento ou de uma droga (ou seus potenciais) é quem já o utilizou em diversas pessoas ou quem estudou a respeito. Pode ser uma surpresa para o paciente saber que algumas decisões sobre a conduta diagnóstica ou terapêutica para sua condição possa ser tomada de acordo com a classe social ou disponibilidade financeira do paciente, não apenas de acordo com suas necessidades e a possibilidade de melhorar sua saúde ou minorar seu sofrimento. Por isso, quando o paciente pergunta ao profissional o que faria em seu lugar, a resposta – e todo esse diálogo – requer formação específica.

Ou seja, um redesenho de fluxos pode ajudar na logística dos processos assistenciais, mas não interfere de fato na forma como eles são entendidos e pela qual ocorre o relacionamento entre a equipe e o paciente. Não se trata apenas de contato visual, tema bastante avaliado na segunda década do século XXI no que diz respeito à experiência do consumidor na área de serviços. Trata-se, isso sim, de buscar um equilíbrio (que não é fácil) entre o que a técnica preconiza e o que faz sentido para o paciente. Na era das redes sociais e da disseminação sem controle de informações (lembrando sempre que no processo de comunicação cada um pode se responsabilizar, a rigor, pelo que emite, escreve ou diz, mas de maneira alguma pelo que o interlocutor entende, ouve ou recebe), algum tipo de mediação é necessário, mesmo que seja difícil definir qual.[15]

Existe, em muitos sistemas de cuidados para pacientes crônicos, a figura do navegador do cuidado, aquele que se ocupa em garantir o seguimento da prescrição preconizada. Talvez esse profissional possa ser o tradutor do paciente. Ou ainda a pessoa que se ocupa das amenidades, caso se torne alguém fluente na linguagem da saúde e da doença, possa assumir este papel. Não basta a alfabetização (*literacy*) em saúde;[16] é necessário compreender o que é necessário e em que momento. Um conceito da economia da saúde, de que necessidades ou desejos em relação à saúde são infinitos, de fato interfere nas decisões quanto ao que deve ser oferecido, a que custo e para quem. Novamente, as decisões são diferentes em um modelo de *welfare state*, ou em países de renda média e baixa ou ainda em sistemas com finalidade lucrativa. O que faz diferença neste caso é como, em função de que, restringir o recurso financeiro utilizado. Ou seja, neste caso o paciente certamente não está no centro das decisões. Menos ainda é quem define o que é valor.

Observa-se com frequência que, em nome do paciente, tomam-se quaisquer decisões, tornando-o o pretexto de objetivos quaisquer. Isso já é visto/vivido em diversos processos políticos (tudo, alegadamente, em nome do cidadão), de iniciativas na área de qualidade (muitos textos iniciais da acreditação hospitalar no Brasil continham, para justificá-la, menção ao Código de Defesa do Consumidor). Até mesmo processos de judicialização são desenhados, em tese, com vistas a proteger os doentes e atender suas necessidades. Às vezes (não se sabe em que porcentagem) as ações judiciais, embora tenham de incluir nomes de pacientes, certamente não os têm como prioridade. Por isso, motivos e prioridades precisam ser evidenciados, em qualquer opção, por modelo de organização de serviços. Discursos não se transformam em ações, menos ainda em desfechos para cidadãos ou pessoas sob cuidado.

COMO SEGURANÇA E EFICIÊNCIA SE RELACIONAM COM VALOR?

Na literatura de segurança, há pelo menos 10 anos se discute a utilização apropriada de serviços e procedimentos na assistência. Os termos empregados, em inglês, são *misuse* (utilização equivocada), *overuse* (utilização excessiva) e *underuse* (utilização aquém do indicado). Cada um desses termos e conceitos tem a ver com a aplicação de evidências.[17]

Ou seja, quando alguma prática é reconhecidamente eficaz, deveria ser aplicada sempre (o que seria a forma segura e correta de utilização). Não usar um medicamento ou procedimento consagrado por desconhecimento ou por falta de disponibilidade é um problema de segurança e pode levar a riscos para o paciente (portanto, submetendo-o a um cuidado de baixo valor), caracterizando o *underuse*. Isto vale, por exemplo, para procedimentos de identificação precoce de alguma enfermidade ou utilização de imunizações ou de drogas. Solicitação de exames complementares de validade discutível, mesmo que a pedido do paciente ou por alguma rotina institucional, assim como a prescrição de medicamentos por precaução ou porque se trata de uma droga mais nova (talvez além do que o paciente necessite), por mais que possam trazer uma noção de cuidado de qualidade, pois está sendo utilizado o máximo do que foi descoberto, sob o ponto de vista do sistema de saúde não trazem qualquer valor ao cuidado e caracterizam o *overuse*. Quanto ao *misuse*, quase sempre se deve ou à falta de conhecimento ou a interesses menos claros ou, ainda, à tentativa de substituir a falta de disponibilidade de algum insumo (mesmo que seja o tempo do profissional) por um procedimento ou medicamento.

Por mais que outro termo (*appropriateness*) tenha sido incorporado mais recentemente à literatura de valor, sua presença na literatura remonta a pelo menos duas décadas. Sua intenção é, por um lado, discutir (ou reduzir) variações desnecessárias no cuidado, com base no conceito de que a gestão da qualidade tem a ver com reduzir variações desnecessárias, uma vez que as que ocorrem em função dos pacientes e suas circunstâncias físicas não podem ser evitadas, e por outro tentar mostrar, em estudos retrospectivos, que tipo de cuidado traz melhores resultados, em razão dos custos incorridos. Este modelo, em sua forma mais corrente, aborda uma característica difícil de ser discutida pelos prestadores: o chamado desperdício. Essa linha de raciocínio aponta para o fato de que qualquer tipo de utilização de recursos não indicados (acima, abaixo, de forma equivocada) representa desperdício e, consequentemente, onera o sistema ou o serviço de saúde, sem falar no seu impacto para o paciente e para o valor do cuidado prestado. Neste caso, quando se fala no valor, o *stakeholder* privilegiado não é o paciente (que muitas vezes solicita algo menos apropriado). É de pensar quem valoriza este modelo de prestação de assistência. O desperdício afeta de forma negativa tanto a segurança quanto a prestação de serviços (ocupando ou gastando com um paciente o recurso que poderia estar sendo utilizado por outro, obtendo um resultado não necessariamente melhor em razão do que foi empregado e com uma qualidade mais difícil de medir em razão da variação encontrada).

Entre os temas mais recentemente introduzidos na literatura dos serviços de saúde (mas já sobejamente trabalhados na de sistemas) está o dos determinantes sociais, da saúde ou da doença. De fato, alguns serviços de saúde têm notado (se e) quando olham para seus dados de utilização, que pacientes procuram portas de entrada alternativas em virtude de problemas causados por questões não diretamente relacionadas a questões físicas: habitação inadequada, violência urbana, desemprego, alimentação equivocada, abuso de álcool e outras drogas. Alguns serviços fora do Brasil têm desenvolvido alternativas de apoio para pacientes grandes usuários. Desta maneira, acaba sendo desenvolvida uma rede de proteção (*safety net organizations*, conforme definido pela Agency for Healthcare Research and Quality – AHRQ, https://psnet.ahrq.gov/), eventualmente gerenciada pelo próprio hospital ou por alguma organização à qual ele pertença (no Brasil seria o equivalente a uma organização social, talvez algum *trust* no National Health Service – NHS, organizações de cuidado continuado em Portugal e nos EUA alguma *accountable care organization* – ACO que utiliza recursos para manter os cidadãos fora do hospital ou para devolvê-los à comunidade assim que possível). Trata-se de serviços claramente não hospitalares, dedicados a abrigar os indivíduos, oferecer-lhes condições de receber ou praticar os cuidados necessários para minorar seus problemas (tomar medicações, fazer curativos, alimentar-se adequadamente) sem ocupar leitos de pacientes agudos. Desta forma, o sistema passa a fornecer mais valor. Este valor não é necessariamente percebido pelo paciente, mas no âmbito do sistema aumenta a eficiência, atendendo dois dos ditames do *triple aim*: o menor custo *per capita* no itinerário do paciente (e não no episódio de cuidado) e a sua melhor saúde. A avaliação do cuidado pelo paciente só poderá ser feita por ele. Na verdade, muitas vezes este tipo de atuação parece, para os indivíduos sob cuidado, negação de assistência. Por isso na definição de valor faz tanta diferença definir por quem e para quem ele é pensado.

Da mesma forma, eficiência é um conceito sempre relativo, diferentemente da eficácia. Porém, não se trata, neste caso, de ter a impressão quanto a se algo ocorreu de maneira eficiente ou não. Trata-se, isso sim, de aferir, uma vez realizado o que era necessário, se foi feito com mais ou menos recursos que da vez anterior ou se, com a mesma quantidade de recursos, obtiveram-se mais ou menos resultados. Ou ainda, comparado com outros na mesma situação, quem se saiu melhor segundo os mesmos critérios. Situações em que recursos poderiam ter sido mais bem utilizados (*misuse, underuse* e *overuse,* analisando ainda a *appropriatness*) dificilmente podem ser considerados de alto valor. Mesmo assim, seu valor poderia ser maior ou menor em relação a outras circunstâncias, outros serviços ou outros sistemas de saúde. Neste caso, porém, a definição do que seria necessário realizar passa pelos desfechos esperados: alguma condição crônica controlada, alguma doença curada, bons resultados cirúrgicos ou utilização adequada de serviços como unidades de urgência/emergência ou até de internação.

SISTEMAS DE INFORMAÇÃO, REMUNERAÇÃO, LOGÍSTICA E GOVERNANÇA

Qualquer discussão sobre gestão de redes tem de considerar pelo menos questões de informação, logística e governança. O mesmo ocorre se e quando se pretende discutir valor, pois para obter essa característica nos serviços é fundamental aumentar a coordenação – se não a integração – entre serviços. A questão dos sistemas de informação é vista como básica há muito. Mais recentemente, e relacionada com o tema em questão, tem sido discutida desde o livro de Porter e Teisberg[7] e se refere a pelo menos dois aspectos: 1) a necessidade de medir resultados, para aferir se foi obtido valor; e 2) a base para a coordenação, colocando juntos serviços de saúde, suas partes e seus produtos.

De fato, a maneira mais eficaz de saber o que ocorre com um paciente ou pessoa sob cuidados é a troca direta de informações a seu respeito entre os participantes de uma equipe. No entanto, certamente não é a forma mais eficiente de conseguir fazê-lo, pois pressupõe diversos encontros diretos. Assim, se houver um prontuário eletrônico amigável, acessível a todos os envolvidos e com a possibilidade de enviar mensagens, pode-se obter o resultado desejado, mesmo que talvez com custos mais elevados de implantação, treinamento e sensibilização.

A logística, por sua vez, depende das necessidades explicitadas. Os sistemas de informação, quando funcionam, permitem estabelecer necessidades por bens e outros insumos, além de correções de fluxos que são o objeto dessa variável. Assim, um sistema que se propõe a oferecer cuidados de valor aos seus usuários precisa, além de estar atento aos seus problemas e a suas demandas, conseguir segui-los onde quer que eles estejam e não obrigá-los a se deslocar ou a procurar os serviços e os profissionais apenas quando se sentem mal ou têm interesse em vez de serem cuidados pela organização responsável pela sua saúde. No limite, pode-se afirmar que a diferença de um cuidado baseado em valor se refere a uma organização que cuida da saúde dos indivíduos, assumindo-os como sua responsabilidade e evitando o modelo tradicional de queixa e resposta (por mais adequada que esta seja). No século XXI, diz-se que o *continuum* de cuidado em uma rede (mesmo que não de muito contato) seria o modelo ideal, pelo menos até esta segunda década.

Se uma logística apropriada significa garantir a presença de algo de que se necessita no local, na quantidade, com a qualidade e no momento adequados, deve haver um desencadeante para isso, com vistas a evitar mais uma fragmentação no âmbito do serviço ou do sistema de saúde considerado. A informação é um dos mecanismos para permitir o início do processo. Outro mecanismo fundamental para isso é a governança. Na verdade, trata-se de definir quem dá as ordens ou permite a ocorrência dos sistemas de compras, distribuição e controle, explicitando quem faz parte do sistema e quem não, quem é o responsável por reconhecer as necessidades e providenciar seu atendimento.

Uma característica que facilita a identificação do funcionamento do modelo de governança é a presença de um objetivo comum entre as partes do sistema. Às vezes, a propriedade das unidades envolvidas é a mesma, às vezes não, mas os mecanismos de coordenação podem se encarregar de superar as dificuldades. Mecanismos de convencimento ou de negociação interna idealmente têm o papel de ganhar apoio a decisões ou, pelo menos, de disseminá-las pela organização (tenha ela a dimensão que tiver). Por outro lado, incentivos ao desenho de mecanismos formais de governança não necessariamente garantem os resultados desejados. O valor, no âmbito dos sistemas de saúde, deve ser entendido de forma coletiva, porém desde os escritos de Deming sobre gestão da qualidade, nos anos 1960, se reconhece que, ou a gestão superior está convencida das necessidades de mudança e de implementação do modelo, ou os processos correm sério risco de cair no vazio.

Exemplo claro dessa possibilidade é a visão relacionada aos modelos de remuneração. Enquanto cada parte do sistema de saúde (ou de serviços individuais) defender o modelo mais vantajoso para si (seja defendendo os pagamentos por procedimentos, seja valorizando resultados que induzem a riscos morais, com a recusa de assistência a pacientes de maior risco ou com maior número de comorbidades, por exemplo) não haverá a possibilidade de buscar a inovação. Contratualizações, que têm sido testadas, podem ser realizadas com diferentes graus de transparência e com base em sistemas de informação confiáveis ou com seleção dos dados a usar. Neste caso, a governança volta a ter um papel relevante, pois é quem definirá o certo e o errado nas relações entre os parceiros. Sem relações de parceria baseadas em comunicação intensiva e transparente, não há como definir conjuntamente o entendimento de valor.

CONSIDERAÇÕES FINAIS – OU NÃO HÁ COMO CONCLUIR DURANTE O PROCESSO

Na atividade e na literatura de gestão sempre há os temas da moda, que são levantados, desenvolvidos e transformados no mantra de cada momento. O valor está entre os termos com essa característica, desde o final do século XX. A expressão **agregar valor** vem sendo usada sem um significado específico e sem indicadores de medida há muito tempo, para qualquer assunto. Tendo em vista a utilização indiscriminada, no Brasil, das palavras valor e preço, tanto no âmbito do senso comum quanto no de relações de compra e venda de maneira geral, torna-se ainda mais importante alguma clareza quanto ao que se quer dizer, objetivamente, ao assumir que algo tem (ou não) valor.

A área da saúde, que costuma incorporar as inovações gerenciais com algum atraso, também aderiu a essa moda. Muitos gestores e gerentes utilizam o termo sem ter clareza de a que ele se refere. Isso leva a questões relacionadas à gestão de saúde baseada em valor, assistência baseada em valor, valor em saúde. Cada um dos três conceitos aborda premissas diferentes: o primeiro valoriza as questões da gestão, a sustentabilidade do sistema ou do serviço e os processos (porém, idealmente sempre levando em conta o paciente no centro do processo). O segundo, por sua vez, olha para os desfechos. Neste caso, mais do que privilegiar a experiência do paciente, enfatiza o ponto de vista técnico. No entanto, se de fato o paciente é o ponto central da assistência, suas preferências devem ser consideradas, levando a conversas delicadas sobre questões difíceis de abordar, como qual a preferência do paciente em relação à sua qualidade de vida na definição de terapêuticas para doenças de curso prolongado. A questão da terminalidade da vida faz parte deste contexto. Finalmente, o valor em saúde tem como âncora a sociedade, a definição de o quanto se quer gastar com o setor e de que maneira. Neste caso, não é o paciente que define o resultado, mas a economia e o sistema político ou ainda as corporações que têm desembolso nada desprezível com o assunto, seja diretamente com a assistência a seus trabalhadores, seja com absenteísmo e presenteísmo, entre outras variáveis.

Seja de que maneira for, falar em valor em saúde obriga a enxergar o paradigma da saúde e do *continuum* saúde–doença, fugindo dos episódios de busca por cuidado como o foco do planejamento setorial. A definição clara da população a ser servida (ou cuidada) é apenas o primeiro passo, uma vez que permite o levantamento de necessidades, o desenho de atividades interligadas a serem desenvolvidas entre os diferentes partícipes dos processos e o acompanhamento dos indivíduos e da comunidade sob cuidado. Isto tenderá a de fato definir valor como os resultados para essa população, que façam sentido para ela e para os demais envolvidos, conseguindo ainda definir os custos incorridos e avaliar se eles fazem sentido e em que medida, para a obtenção de que resultados.

Como quase tudo na área da saúde, porém, um cuidado a se tomar é com a dimensão temporal. Nem os resultados podem ser apreciados no curto prazo, nem os custos (seu aumento ou sua redução). Qualquer modificação nos processos influencia os custos e os gastos, mostrando alguns resultados artificiais por serem fortuitos. Alguns gastos novos passam a ser feitos (p. ex., com consultas iniciais com as pessoas sob cuidado, para a identificação de portadores de doenças crônicas), que podem ou não levar a reduções de custo. Além disso, a dimensão deve ser maior do que o serviço, porque retirar um paciente de uma unidade de terapia intensiva reduz o custo com ele, naquele serviço. No entanto, o cuidado de que ele necessita não termina com sua saída dessa unidade. Em outro tipo de serviços ou na sua residência, ele continua recebendo assistência. E seu estado de saúde (sua melhora ou sua piora) deve ser avaliado de acordo com fatores definidos não apenas pelos gestores dos serviços, pelos profissionais da assistência ou pelos gestores das operadoras ou do poder público. O paciente e seus familiares também têm seus pontos de vista a respeito, bem como a sociedade. As decisões sobre o financiamento da saúde não podem ser apenas fruto de preferências pessoais nem de um governo. São decisões de Estado, de um país preocupado com sua população, e o longo prazo é seu horizonte temporal.

REFERÊNCIAS BIBLIOGRÁFICAS

1. Deming WE. Qualidade: a revolução da administração. São Paulo: Saraiva; 1990.
2. Paim JS, Almeida Filho NA. Saúde coletiva: uma "nova saúde pública" ou campo aberto a novos paradigmas? Rev. Saúde Pública. 1998;32(4): 299-316.
3. Rodrigues KC. A era da experiência dos pacientes. GV-Executivo. 2019;18(1):16-9.
4. Becher EC, Chassim MR. Improving the quality of healthcare: who will lead. Health Aff. 2001;20(5):164-79.
5. Silva LK. Avaliação tecnológica e análise custo-efetividade em saúde: a incorporação de tecnologias e a produção de diretrizes clínicas para o SUS. Cienc Saúde Coletiva. 2003;8(2):501-20.
6. Ellimoottil C, Ryan AM, Hou H, Dupree J, Hallstrom B, Miller DM. Medicare´s new bundled payment for joint replacement may penalize hospitals that treat medically complex patients. Health Aff (Millwood). 2016;35(9):1651-7.
7. Porter ME, Teisberg EO. Repensando a saúde. Porto Alegre: Bookman; 2007.
8. Berwick DM, Nolan TW, Whittington J. The triple aim: health, care and cost. Health Aff (Millwood). 2008;27(3):759-69.
9. Lakin JR, Koritsanszky LA, Cunningham R, Maloney FL, Neal BJ, Paladino J, et al. A systematic intervention to improve serious illness communication in primary care. Health Aff (Millwood). 2017;36(7):1258-64.
10. Silva GES, Malik AM. Valor em saúde. GV-Executivo. 2019;18(1):13-5.
11. Kaplan RS, Witkowski M, Abbott M, Guzman AB, Higgins LD, Meara JG, et al. Using time-driven activity-based costing to identify value improvement opportunities in healthcare. J Healthc Manag. 2014;59(6):399-412.
12. DiGioia AM, Clayton SB, Giarrusso MB. "What matters to you?": a pilot project for implementing patient-centered care. Patient Exp J. 2016;3(2):130-7.
13. Donabedian A. Commentary on some studies of the quality of care. Health Care Financ Rev. 1987(Suppl):75-85.
14. Dalen JE, Alpert JS. Concierge medicine is here and growing. Am J Med. 2017;130(8):880-1.
15. Lima SGP, Cassiano ACM, Vermelho SCSD, Guimarães KMF, Gerhardt PC, Bortolozzi F. A utilização de redes sociais digitais na área da saúde: uma revisão sistemática. Saúde e Pesquisa. 2015;8(Edição Especial):79-91.
16. Benjamin RM. Improving health by improving health literacy. Public Health Rep. 2010;125(6):784-5.
17. Elshaug AG, Rosenthal MB, Lavis JN, Brownlee S, Schmidt H, Nagpal S, et al. Levers for addressing medical underuse and overuse achieving high value Health care. Lancet (Right Care). 2017; 390(10090):191-202.

7 Qualidade em saúde

Laura Schiesari

Este capítulo aborda vários temas que pertencem à qualidade em saúde. A proposta é problematizar as práticas hoje existentes, disseminadas de forma heterogênea em nosso meio, dada a grande diversidade nos serviços de saúde brasileiros, sem contar as desigualdades que a acompanham. Trata-se de um ponto de partida, jamais uma síntese ou conclusão do que existe e é feito no Brasil ou mundo afora.

A QUALIDADE DO CUIDADO: IDEIAS INICIAIS

Qualidade em saúde já foi considerada um "mistério" por alguns, capaz de ser percebida ou apreciada, mas não passível de mensuração.[1] Nas últimas décadas está ocorrendo o oposto, isto é, a busca por medidas simples e fáceis. Para medir a qualidade, é necessário concordar sobre quais são seus elementos constitutivos ou dimensões. Para tanto, várias formulações são possíveis e legítimas, a depender do local no sistema de saúde no qual o observador se encontra, o escopo de suas atividades e responsabilidades.[1]

As categorias de avaliação propostas por Donabedian[2] para avaliar a qualidade do cuidado – a tríade "estrutura, processo e resultado" – foram e continuam sendo uma boa maneira para enxergar os sistemas, serviços e cuidados em saúde. Para Donabedian, uma boa estrutura aumenta a possibilidade de um bom processo, e este, de um bom resultado. Até hoje conhecemos pouco a associação exata entre estas categorias. Na sequência, os sete pilares por ele propostos (eficácia, efetividade, eficiência, otimização, aceitabilidade, legitimidade e equidade) deixaram clara a complexidade do tema.[3]

A definição da qualidade em saúde mais usada atualmente tem sido a do Institute of Medicine (IOM) dos Estados Unidos, difundida sobretudo a partir do início deste século: "a que ponto os serviços e sistemas de saúde aumentam a probabilidade de resultados favoráveis aos indivíduos e populações".[4] A multidimensionalidade da qualidade foi reafirmada por essa organização, reforçando a visão de Donabedian, desta vez por meio de seis objetivos para a melhoria: segurança, efetividade, cuidado centrado no paciente, cuidado prestado no tempo adequado, eficiência e equidade.[5]

Esses objetivos não são novos; ao contrário, têm sido muito discutidos e almejados por profissionais, pacientes, serviços e sistemas de saúde. Além disso, quase todos são muito próximos dos "Sete Pilares", alguns dos quais fazendo parte de seu detalhamento. Seu não atingimento pelos sistemas de saúde levou o IOM a valorizar sua composição, para alertar todos os envolvidos sobre sua importância e necessidade.

Nessa evolução de conceitos e ideias, dadas as dificuldades em avançar rápido na melhoria da qualidade dos sistemas e serviços de saúde para as populações em geral e para os indivíduos em particular, o Institute for Healthcare Improvement (IHI), por meio de seu CEO, Donald Berwick, propôs o *triple aim* ou objetivo triplo: melhorar a experiência individual de cuidado, melhorar a saúde da população e reduzir os custos *per capita* do cuidado às populações.[6] Estes objetivos são interdependentes; sua busca tem de se dar de forma balanceada, podendo ser altamente afetados por restrições relacionadas às políticas nacionais de saúde, como a alocação de orçamento à saúde e o acesso aos serviços. A maior parte dos sistemas de saúde não aborda essas três dimensões de forma equilibrada, dando maior ênfase a uma ou duas. Inicialmente pensado para os Estados Unidos, esse trio passou a ser adotado por alguns países ou organizações. Para o IHI, melhorias substanciais no sistema de saúde podem ser obtidas por meio da alavancagem do desempenho das três dimensões propostas, com a definição clara da população-alvo, em termos geográficos, demográficos e necessidades de saúde. O instituto liderou uma "colaborativa" em torno do tema, isto é, um grupo de diferentes organizações envolvidas em projeto específico desenvolveu ações de melhoria de seus sistemas. A conclusão dos sete primeiros anos aponta que principalmente três princípios guiaram essas iniciativas: criação das bases da gestão populacional, gestão dos serviços em escala populacional e estabelecimento de um sistema de aprendizagem para nortear e sustentar o trabalho ao longo do tempo.[7] Alguns autores, países ou organizações adotaram um quarto objetivo, a maior parte deles, segundo Feeley,[8] em torno da "alegria no trabalho" ou equidade. Sikka, Morath e Leape,[9] pensando nos profissionais de saúde, propuseram como quarto objetivo: "melhorar a experiência de prover cuidado", considerando que os três objetivos originais não envolviam necessariamente a força de trabalho da saúde, crucial para a transformação do cuidado. Para Feeley, o foco do *triple aim* é o paciente e a tríade inicial ainda não foi suficientemente aplicada para que seus frutos fossem colhidos. Vale lembrar que o objetivo é um só, com três dimensões.

Pode-se dizer que a discussão em torno da qualidade em saúde passou a fazer parte da agenda de alguns institutos, como o IOM, ou foi a razão de sua criação, como o IHI. De qualquer forma, grupos de trabalho constituídos por essas organizações têm se dedicado ao tema e à produção de importantes materiais que muito têm contribuído para o amadurecimento e desenvolvimento das ações nos países e organizações de saúde.

ESTRATÉGIAS DA QUALIDADE

Para se ter um sistema de saúde pautado pela qualidade é fundamental ter políticas nacionais claras quanto à importância da qualidade em saúde no âmbito do sistema nacional, seja ele público, seja privado. Qualidade de cada uma das suas partes constituintes, qualidade entre elas e do conjunto dos programas, serviços, projetos e ações em saúde. Aqui vale lembrar as dimensões da qualidade trazidas anteriormente, tanto por Donabedian quanto pelo IOM, sem contar o *triple aim*. Juntando tudo, os objetivos ou aspectos prioritários são: melhorar a saúde da população, melhorar a experiência individual de cuidado, reduzir os custos *per capita* do cuidado para as populações, eficácia, efetividade, eficiência, otimização, aceitabilidade, legitimidade, equidade, segurança, cuidado centrado no paciente e cuidado prestado no momento certo!

No caso do Brasil, os princípios do Sistema Único de Saúde (SUS) são norteadores da qualidade em saúde, destacando-se acesso universal, integralidade das ações, igualdade na assistência, direito à informação e autonomia e participação da comunidade. Apesar desse norte, princípios não são suficientes para garantir qualidade, mas a tradução dos princípios em políticas, programas, serviços e ações permite alcançar qualidade crescente na saúde dos indivíduos e das populações. Integrar aos poucos as estratégias da qualidade em saúde utilizadas em outros países pode ser um caminho interessante para reforçar aspectos hoje pouco enfatizados.

Políticas nacionais que orientem os padrões de funcionamento dos serviços e programas; estimulem a avaliação externa e interna de serviços de saúde, a segurança do paciente, o bom uso do conhecimento em saúde sob a forma de diretrizes ou protocolos clínicos; institucionalizem a participação dos usuários na gestão e cotidiano dos serviços, sem contar nas instâncias decisórias ou fóruns da saúde, como é o caso dos conselhos e conferências existentes no Brasil; regulamentem a prestação de serviços pelo setor privado, entre outros, favorecem o desenvolvimento da qualidade no sistema de saúde como um todo.

As avaliações externas podem incluir inspeção sanitária para seu licenciamento e manutenção, acreditação de redes ou serviços de saúde, certificação de serviços ou programas de saúde, prêmios de qualidade. A segurança do paciente começou a ser monitorada há muito no Brasil, com a forte e importante ação das Vigilâncias Sanitárias, depois com as metas internacionais de segurança do paciente, disseminadas via Programa Nacional de Segurança do Paciente, sistema de gestão de incidentes – Sistema de Notificação em Vigilância Sanitária (Notivisa) envolvendo diferentes tipos de incidentes, inclusive relacionados à segurança do paciente, gestão de risco em saúde, para assim desenvolver a cultura de segurança do sistema como um todo.

A gestão de processos se faz sobretudo via elaboração e gestão de protocolos assistenciais, auditorias clínicas, elaboração de rotinas e procedimentos específicos, auditoria de processos, metodologias específicas como Lean 6 Sigma, metodologias ágeis, projetos de melhoria da qualidade mais recentemente englobados pela ciência da melhoria.

A perspectiva dos usuários do sistema de saúde foi introduzida inicialmente por meio do Código de Defesa do Consumidor, ganhou força com a criação de ouvidorias ou serviços de atendimento ao cliente. A avaliação da qualidade do cuidado prestado pelos serviços de saúde, por meio das pesquisas de satisfação, é comum em várias realidades ou ainda por meio de avaliação da experiência do paciente, iniciativa mais recente. A participação do usuário ou paciente no próprio cuidado é fundamental para sua adesão ao tratamento e pode ser viabilizada por meio da orientação sobre sua condição de saúde, o que pode ser melhorado, eventuais alternativas de tratamento ou abordagem etc. Além disso, seu olhar traz importantes inovações na elaboração de protocolos, na acreditação, em comitês diversos, em projetos de melhoria, sem contar no cotidiano da gestão dos serviços.

Todo esse arcabouço da qualidade permite acompanhamento do desempenho do sistema de saúde, que pode ser otimizado por meio de indicadores tanto da produção dos serviços quanto dos processos e resultados da assistência prestada, incluindo os da qualidade e segurança.

Transpondo essas estratégias para os diferentes níveis de atenção, para ter uma boa abordagem da qualidade, é desejável que uma organização tenha: um plano ou planejamento da qualidade e segurança; modelo de avaliação externa adequado à cultura organizacional; processos críticos e protocolos clínicos prioritários devidamente gerenciados; sistema de informação compatível; sistema de auditoria interna para acompanhar o andamento dos processos e a manutenção dos padrões da qualidade; sistema de gestão de incidentes que estimule a aprendizagem organizacional a partir das falhas detectadas; comissões e comitês sobretudo assistenciais que acompanhem programas, projetos, processos críticos e indicadores, com participação ampla dos trabalhadores, como de infecção, prontuário, qualidade e segurança, nutrição, farmácia etc.;

painel de indicadores com o devido monitoramento; gestão do risco e da cultura de segurança; projetos de melhoria da qualidade, ou melhor, dinâmica de melhoria contínua adaptada à organização; capacitação das equipes não apenas em qualidade e segurança, mas em suas áreas de *expertise*; ações visando melhorar a satisfação e/ou experiência do paciente. Tudo isto em um ambiente com infraestrutura para o cuidado, de preferência equipe dedicada à qualidade, não necessariamente com exclusividade, e com orçamento que garanta a realização dessas ações. Quando possível, com avaliação e acompanhamento dos desfechos clínicos dos diagnósticos mais frequentes ou prioritários.

Ambicioso, claro, mas é para esse rol de ações que algumas organizações caminham. A partir dessa diversidade é possível identificar algumas iniciativas que façam sentido para cada realidade e, assim, desenvolver a proposta local de qualidade em saúde ou qualidade do cuidado em saúde.

Algumas constatações advindas da literatura e do contato com várias organizações:[10,11]

- Há grandes variações no desenvolvimento da qualidade em saúde no mundo.
- Incentivos governamentais, profissionais e da sociedade são fundamentais para que a qualidade seja disseminada de forma efetiva.
- Há grande variação nas práticas e estratégias utilizadas nos diferentes países, tanto em termos de abordagem quanto prioridades, interpretação ou grau de implementação, recursos disponíveis, motivação, treinamento e competências desenvolvidas.
- Falta infraestrutura básica da e/ou para a qualidade em muitas organizações.

Esta realidade não poderá ser modificada em um curto espaço de tempo, mas muitas das iniciativas hoje consideradas de sucesso são relativamente recentes. Portanto, pode-se falar em avanço gradual. Aliás, o avanço das iniciativas existentes permite identificar alguns elementos facilitadores e algumas barreiras. Dentre os facilitadores destacam-se: interesse político, isto é, os políticos reconhecem a importância do tema e o inserem em suas prioridades; demanda, ou melhor, pressão pública por serviços de maior qualidade, inclusive com veiculação nas mídias; qualidade enquanto política nacional com estratégias claras, ou, se isto não for possível, que a proposta da qualidade esteja presente por meio de suas diferentes facetas em políticas menores. Além disso, ter incentivos nacionais para o desenvolvimento de iniciativas da qualidade, com liderança reconhecida, projetos de melhoria com escopo nacional, inclusive de capacitação, desenvolvimento e envolvimento dos profissionais para o cuidado de qualidade e seguro. Organizações de pacientes e usuários atuantes também podem apoiar o fortalecimento de tais iniciativas (Quadro 1).

QUADRO 1 Facilitadores e barreiras para o avanço da qualidade

Facilitadores	Barreiras
Demanda pública	Barreiras culturais
Interesse político	Baixa pressão pública
Políticas claras	Gestão/governança inadequada
Estratégia nacional	Mudanças políticas
Sociedade	Incentivos baixos ou ausentes
Incentivos	Subfinanciamento
Liderança forte	Ausência de liderança e planejamento
Projetos de melhoria da qualidade	Falta de capacitação dos profissionais
Dados de desempenho clínico	Subdimensionamento de pessoal/desinteresse
Capacitação e envolvimento dos profissionais	Abordagem punitiva
	Ausência de comunicação
	Ausência de transparência
	Dados insuficientes sobre qualidade

Fonte: Lombarts et al., 2009;[10] Spencer e Walshe, 2009.[11]

As barreiras incluem aspectos culturais, sobretudo em realidades em que a qualidade parece ser algo inatingível ou supérfluo, dadas as carências dos sistemas de saúde, muitas vezes sofrendo com má gestão e/ou planejamento e estratégias mal desenhadas. Mudanças políticas e de gestão frequentes não favorecem o desenvolvimento da qualidade do sistema e nos serviços de saúde. Somam-se a este cenário falta de recursos, com destaque para a baixa qualificação e o dimensionamento insuficiente de profissionais de saúde, em um ambiente punitivo e pouco propício à aprendizagem e confiança entre os trabalhadores.

Cada um desses desafios pode ser aos poucos transposto, mas isto requer determinação clara da liderança do sistema e dos serviços de saúde, constância de propósito e clareza de objetivos. Simples para muitos, mas em alguns contextos pode parecer pouco viável em momentos críticos.

MODELOS DE AVALIAÇÃO EXTERNA DA QUALIDADE – ALGUMAS REFLEXÕES

Os principais modelos de avaliação externa da qualidade alcançaram novos mercados, países, organizações e públicos ao longo das últimas décadas. Muitos reforçaram seu aspecto internacional, levando para diferentes países e organizações os padrões nascidos e desenvolvidos em suas culturas, como é o caso do americano, por meio da Joint Commission International (JCI) e do canadense, via Accreditation Canada.

São cerca de 22 mil organizações acreditadas nos Estados Unidos e cerca de 1.020 serviços em 70 países pela Joint Commission International, sem contar as certificações de programas clínicos. Há 7.361 organizações acreditadas pelo modelo canadense no Canadá e 208 pelo modelo canadense internacional em 22 países. No Brasil, são 1.007 certificados pela Organização Nacional de Acreditação, sendo 366 hospitais, ao lado de 43 pelo modelo canadense e 63 pela JCI.[12-15]

Diferentes modelos de acreditação hospitalar coexistem em nosso país – Organização Nacional de Acreditação (ONA), JCI, acreditação canadense, National Integrated Accreditation for Healthcare Organizations (NIAHO), Agencia de Calidad Sanitaria de Andalucía (ACSA). Diversos hospitais são hoje acreditados; um número crescente de serviços de saúde é hoje certificado pelas normas ISO 9001, 14000, 31000 e OHSAS 18001; as boas práticas de gestão preconizadas pelo Prêmio Nacional da Qualidade e pelas escolas de gestão são conhecidas e por vezes utilizadas.[16]

Os resultados associados a essas iniciativas são muito variáveis. Alguns resultados tidos como positivos são: aprimoramento da gestão; padronização de processos; treinamento do pessoal; trabalho em equipe; cuidado focado no paciente; motivação; reconhecimento externo; mudança da cultura. Vários são os alicerces para o avanço dessas iniciativas. Aqui destacamos a importância da gestão da informação, base de diferentes iniciativas relacionadas à qualidade do cuidado.[16] Considerando a importância crescente da segurança do paciente como parte dos padrões da qualidade preconizados por esses manuais, hoje é possível dizer que esses modelos incentivam seu fortalecimento.

Tais ideias e práticas avançam de forma clara no Brasil, muito embora um número restrito de hospitais tenha hoje sistemas de qualidade maduros, apesar de mais de 20 anos do uso da acreditação hospitalar no Brasil.

DIFICULDADES PARA AVANÇOS – CONSTATAÇÕES DOS LIMITES

Nos últimos anos, a acreditação se tornou o modelo de avaliação externa mais disseminado na área da saúde. Os diferentes modelos evoluíram, modernizaram-se, incorporaram as novas tendências assistenciais e de gestão. No entanto, apesar das várias contribuições da acreditação para melhorar o cuidado, os resultados a ela associados são de difícil mensuração. A acreditação de organizações de saúde corresponde à intervenção de grande magnitude em organizações complexas, aumentando o desafio da identificação de resultados precisos. Alguns artigos científicos vêm questionando de forma mais intensa os reais benefícios dessa prática, sobretudo a partir de 2017. Artigo de 2017 do *Wall Street Journal* revelou o distanciamento de alguns hospitais acreditados dos padrões básicos da qualidade e segurança, segundo inspeção realizada pelo programa federal de seguro de saúde Medicare.[17]

Alguns estudos sugerem que hospitais acreditados têm maior chance de aderir a medidas baseadas em evidência, apesar das evidências serem limitadas. Segundo estudo em hospitais rurais, pacientes com insuficiência cardíaca atendidos em hospitais acreditados tinham maior chance de receber inibidores da enzima conversora de angiotensina e pacientes com infarto agudo do miocárdio tinham maior chance de receber ácido acetilsalicílico. Estudo realizado por grupo de Harvard comparou mortalidade, readmissão e experiência do paciente de 2014 a 2017 em 4.400 hospitais americanos acreditados pela JCI ou inspecionados pelo Medicare. Não houve significância estatística na mortalidade após 30 dias da alta para situações clínicas ou cirúrgicas. Hospitais acreditados tiveram desempenho ligeiramente superior nos indicadores de readmissão relacionada a situações clínicas, mas não em pacientes cirúrgicos. Não houve diferença estatisticamente significante na mortalidade ou readmissão de pacientes internados em hospitais acreditados, comparados aos não acreditados. A experiência do paciente em hospitais acreditados é estatisticamente inferior, sobretudo em termos de comunicação, resposta do *staff*, silêncio e limpeza.[17]

A acreditação permanece necessária para manter os padrões mínimos de qualidade e segurança. No entanto, os padrões da acreditação parecem não estar concentrados no que de fato importa: saúde, segurança e uma boa experiência do paciente.[17]

Várias são as razões que podem estar contribuindo para a inadequação desses padrões: acelerado envelhecimento populacional, aumento das condições crônicas, mudanças tecnológicas, econômicas e, sobretudo, a necessidade de transformar os sistemas de saúde. A pressão por mudanças é grande, mas a prestação de serviços e sua gestão permanecem pouco alteradas. Renomados especialistas propõem o uso de padrões e práticas de avaliação mais flexíveis, acompanhando o ciclo de vida das pessoas, com foco na promoção da saúde e prevenção de doenças. A ideia não é nova: várias correntes defendem esta visão de saúde, porém, até o momento, os sistemas de saúde têm se concentrado sobretudo na doença. Esse deslocamento poderia ser feito por meio do aprimoramento da coordenação do cuidado ao longo de toda a jornada do usuário no sistema de saúde, com tecnologias adequadas e em apoio a novos modelos de cuidado. Isto requer atitude menos prescritiva por parte daqueles que definem os padrões ou os avaliam, com a incorporação de novas definições de excelência e aceitabilidade. Qualidade e segurança teriam, assim, de ser redefinidas ou, ao menos, ter revistos seus conceitos, valores e práticas. Os padrões correspondem a um pequeno pedaço desta realidade, mas que pode induzir novas maneiras de trabalhar e apoiar o desenvolvimento da qualidade nas organizações. Pode-se dizer que boa parte dos padrões corresponde ao trabalho tal qual ele foi imaginado (*work-as-imagined*) e não como ele ocorre (*work-as-done*).

Os padrões utilizados não se adaptam a todos os contextos e os trabalhadores não seguem os padrões impostos em alguns contextos sanitários ou culturais. Sua experiência e bagagem fazem com que os adaptem ao que é possível ou desejável, muito embora em muitos dos casos a padronização proposta pudesse aumentar a segurança e a qualidade do serviço prestado. Os padrões deveriam apontar os principais objetivos e práticas recomendadas, baseadas em evidências, dando espaço para as diferentes maneiras de fazê-lo.[18]

O papel dos padrões neste cenário pode ser frear ou incentivar o desenvolvimento de uma nova visão de sistema de saúde. Ou seja, se flexibilizados, podem vir a "contribuir para a evolução e modelagem do futuro sistema de saúde e de assistência social".[18]

Importante admitir que o sistema de saúde é complexo e "adaptativo", e a acreditação poderia estimular a antecipação das necessidades dos pacientes e de suas famílias, apoiando assim a reorientação dos sistemas de saúde e impulsionando uma nova realidade. Essa transformação não poderá prescindir da presença do paciente, familiar, enfim, dos usuários dos serviços de saúde atuando como *codesigners* e *co-owners* dos novos padrões. Com isto, os padrões e todo o sistema de avaliação se tornariam mais construtivos, com maior possibilidade de orientar as mudanças e inovações realmente prioritárias para o desenvolvimento do valor em saúde, adquirindo assim um novo significado para os trabalhadores, os gestores e, sobretudo, os usuários.

Essas reflexões lideradas por Jeffrey Braithwaite, além de maduras, parecem mais próximas daquilo que um mundo complexo, ambíguo e incerto necessita. Assim sendo, os autores propõem padrões que incorporem novos princípios norteadores:

- Centralidade na pessoa.
- Centralidade na saúde e qualidade de vida com a coparticipação e coprodução dos indivíduos diretamente afetados.
- Abordagem integral da jornada de saúde da pessoa.
- Reconhecimento da casa das pessoas como local de saúde e cuidado.
- Relevância para as pessoas, cuidadores e provedores de serviços.
- Incorporação de tecnologias da informação adequadas.
- Educação dos profissionais e líderes.
- Definição de qualidade e risco ao longo do *continuum of care*.
- Monitoramento do desempenho ao longo do *continuum* por meio de indicadores.
- Gradação entre aceitável e excelente.
- Apoio à cultura de inovação, tolerância ao risco, falha e flexibilidade.

DESENVOLVENDO O CUIDADO SEGURO

"First do no harm (Primum non nocere)", já dizia Hipócrates... se a ideia é tão antiga, por que até hoje é tão difícil garantir qualidade e segurança no cuidado ao paciente?

O movimento pela segurança do paciente cresceu a partir da publicação do relatório *To err is human: building a safer healthcare system*, pelo Institute of Medicine em 1999. Segurança é um componente essencial da qualidade do cuidado. Milhares de pessoas morrem ao redor do mundo em decorrência de danos preveníveis relacionados ao cuidado e um número ainda maior de pacientes sofre incidentes nos serviços de saúde. Prover cuidado de qualidade é, ou deveria ser, o objetivo ou a missão de todo sistema de saúde.[19]

O pano de fundo desse cenário é o mesmo da acreditação: envelhecimento da população, aumento das comorbidades, complexidade crescente do cuidado, maior exigência por qualidade, custos crescentes e necessidade premente de redução dos gastos com saúde têm levado governos e a sociedade civil a se aproximar da problemática da saúde para entender melhor sua lógica e possibilidade de melhorias. A pressão por redução dos gastos em saúde afeta aspectos fundamentais da segurança do paciente, como dimensionamento de pessoal, investimento em estrutura e equipamentos. Somam-se ainda os gastos crescentes com tecnologias e medicamentos para aumentar a segurança no cuidado ao lado de novos desafios, resultado desse contexto complexo, como a crescente resistência antimicrobiana. Os danos relacionados ao cuidado representam importante ameaça para a sustentabilidade dos sistemas de saúde, já que, na maior parte das vezes, levam a aumento do uso de recursos hospitalares e, consequentemente, de seus custos.

Segurança deveria ser a preocupação central dos políticos e dos líderes da saúde. Mas será que o é hoje? Diante de tantas ferramentas e estratégias para aumentar a segurança do paciente, algumas simples e de baixo custo, como as seis metas internacionais de segurança do paciente, gestores e líderes da saúde deveriam promover o cuidado seguro. Não há solução única, tampouco fácil. A solução de problemas complexos é sempre multifacetada. O relatório *Patient Safety 2030* aponta quatro pilares para uma estratégia efetiva da segurança:

1. Abordagem sistêmica.
2. Cultura.
3. Pacientes como parceiros verdadeiros.
4. Ação baseada em evidência sempre que possível.[20]

Para que esta iniciativa tenha sucesso, é necessário compromisso global, isto é, de todos os países e sistemas de saúde. Para potencializar esses esforços, três ingredientes se fazem necessários: movimento global, focado e coordenado.[20] Em outras palavras, esforços comuns ou concomitantes nos vários contextos, com objetivos claros e coordenados entre os vários *stakeholders*.

Sem o envolvimento da liderança dos sistemas e serviços de saúde, essa realidade não poderá ser transformada. Para o American College of Healthcare Executives,[21] são seis os domínios a serem priorizados pelos líderes para o desenvolvimento e sustentabilidade da cultura de segurança:

1. Estabelecer uma visão de segurança clara e convincente.
2. Construir confiança, respeito e inclusão.
3. Selecionar, desenvolver e engajar o *board*.
4. Priorizar segurança na seleção e desenvolvimento dos líderes.
5. Liderar e reconhecer a cultura justa.
6. Estabelecer expectativas em torno do comportamento organizacional.

Por que tanta ênfase na cultura de segurança? Cultura de segurança na saúde é definida como "padrão integrado do comportamento individual e organizacional, baseado no compartilhamento de valores e crenças que continuadamente procuram minimizar o dano ao paciente, o qual resulta do processo de cuidado realizado".[22] Esta definição inspirou-se na definição de cultura de segurança: "Parte da cultura organizacional, produto dos valores, atitudes, competências e padrões de comportamento individuais e do grupo, que determinam o compromisso, o estilo e a proficiência da administração de uma organização saudável e segura".[23,24]

Ou seja, se a cultura de segurança integra a noção de cultura organizacional, então o desafio poderá ser ainda maior, já que a definição de cultura organizacional é:

> o modelo dos pressupostos básicos, que determinado grupo inventou, descobriu ou desenvolveu no processo de aprendizagem para lidar com os problemas de adaptação externa e integração interna. Uma vez que os pressupostos tenham funcionado bem o suficiente para serem considerados válidos, são ensinados aos demais membros da organização como a maneira correta para se perceber, se pensar e sentir-se em relação àqueles problemas.[25]

Especialistas enfatizam a importância do engajamento dos pacientes e familiares para o cuidado seguro, confiável e efetivo. Documento do IHI sobre o tema propõe domínios agrupados em torno de dois grandes eixos: cultura e sistema de aprendizagem.[26] Cultura reúne os seguintes domínios: liderança, segurança psicológica, *accountability*, trabalho em equipe e comunicação, negociação. Sistema de aprendizagem envolve liderança, transparência, confiabilidade, melhoria e mensuração, aprendizagem contínua.[26]

Esses documentos enfatizam pontos semelhantes, muitos dos quais velhos conhecidos da saúde e dos gestores. Talvez segurança psicológica e confiança sejam os pontos menos enfatizados até agora. Criar um ambiente em que as pessoas se sintam confortáveis para compartilhar suas preocupações, tanto os profissionais quanto os pacientes, expressando opiniões, ideias e fazendo perguntas, sem que se sintam julgados. Ao mesmo tempo, que os pacientes sejam estimulados a falar sobre suas queixas, sintomas, hábitos, adesão ao tratamento sem receio de serem repreendidos, sendo, ao contrário, compreendidos e acolhidos, buscando sempre a melhor alternativa.

Essas ideias inspiram as organizações de saúde a buscar se tornarem organizações de alta confiabilidade, "sistemas que funcionam em operação contínua, quase livre de erro, mesmo em ambiente turbulento e perigoso com tarefas multifacetadas".[27] Tais organizações seriam conscientes de suas falhas e riscos, com foco na confiabilidade do sistema como um todo, nas quais as pessoas sejam humildes o suficiente para buscar entender e aprender o que não conhecem e que valorizem o trabalho em equipe.[28]

MELHORANDO O CUIDADO

Melhoria da qualidade, inicialmente proposta por Juran em sua trilogia, aplicada à saúde, corresponde a mudanças que levam a melhores resultados em saúde.[6,29-31] Para Langley et al.,[29] introduzir melhorias que levem a mudanças no modo de gerenciar o negócio é uma questão de sobrevivência, apresentando seu *Guide for improvement*, importante marco da Ciência da Melhoria retratado inicialmente como um guia de sobrevivência! A ideia é aumentar o grau de sucesso e efetividade dos esforços de melhoria. A proposta inicial desse guia foi fruto do trabalho de um grupo seleto de especialistas em qualidade, muitos estatísticos, em organizações de diferentes setores da economia, incluindo hospitais e clínicas, testando diferentes abordagens e ferramentas, visando à melhoria de processos de forma mais sistêmica. O pano de fundo ou ponto de partida foi o *sistema do conhecimento profundo* proposto por Deming, que corresponde à interação entre as teorias de sistemas, os estudos e entendimento sobre variação dos processos, construção do conhecimento e ainda psicologia da mudança ou o lado humano da mudança. A melhoria resultaria, assim, da aplicação do conhecimento existente. Para aumentar a capacidade da equipe e a possibilidade de introduzir melhorias efetivas, dois tipos de conhecimento são desejáveis: conhecimento específico sobre o assunto em questão e conhecimento profundo. Com isto, é possível alcançar patamares superiores de qualidade dos processos, produtos e serviços.

Três questões constituem a base do modelo de melhoria:[31]

1. O que estamos tentando realizar?
2. Como saberemos se uma mudança é uma melhoria?
3. Que mudanças podemos fazer que resultarão em melhoria?

Para Langley et al.,[31] os cinco princípios fundamentais da melhoria são:

1. Saber por que você precisa melhorar.
2. Ter um mecanismo de *feedback* para determinar se a melhoria está acontecendo.
3. Desenvolver uma mudança antes de iniciar a implementação.
4. Testar a mudança antes de iniciar a implementação.
5. Saber quando e como tornar a mudança permanente.

O ciclo PDSA (*plan*, *do*, *study*, *act*) faz parte do modelo de melhoria, envolvendo planejamento das ações, sua realização, análise e introdução de mudanças.[31,32]

- *Plan*: perguntas formuladas inicialmente dão início ao ciclo de melhoria; faz-se predição das respostas mais adequadas a essas perguntas e planeja-se a coleta de dados. Qual seria a realização mais importante dessa equipe? Que mudanças seriam desejáveis? Quais os dados disponíveis? São necessárias novas observações? Se for o caso, planejar uma alteração ou teste. Decidir como utilizar as observações realizadas.
- *Do*: execução do plano – mudança ou teste, de preferência em pequena escala, com monitoramento da coleta de dados e acompanhamento do que se passa nesse período.
- *Study*: análise dos dados coletados – observação dos efeitos da alteração ou do teste e comparação com o que foi predito.
- *Act*: ação a partir da aprendizagem com as etapas anteriores. Estude os resultados: o que eles nos ensinam? O que se pode prever?

Os ciclos PDSA se fazem necessários quando as mudanças se dão em sistemas complexos por meio de um ou mais ciclos. Assim sendo, o ciclo PDSA nada mais é do que uma estratégia para direcionar a ação a partir da aprendizagem (Figura 1).

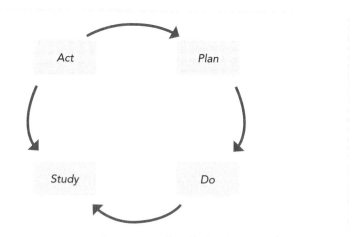

FIGURA 1   O ciclo PDSA.

Os projetos de melhoria da qualidade em saúde são talvez a maior expressão da ciência da melhoria. Normalmente introduzem mudanças incrementais, valorizam a aprendizagem adquirida por meio dessas experiências e de modo geral são desenvolvidos localmente, podendo obviamente beneficiar-se do que foi feito e compartilhado em outras realidades e por outros grupos.[30,31] Iniciativas de melhoria são "interativas, adaptativas e específicas para o contexto em questão".[33]

O uso da melhoria ao longo das últimas décadas levou ao desenvolvimento de guias sobre como descrever métodos e resultados desse tipo de iniciativa, permitindo assim que esses projetos ou programas sejam avaliados. Parry et al.[33] propõem o uso da seguinte abordagem de avaliação:

- Identificação das questões que os diferentes *stakeholders* gostariam de ver respondidas no que se refere ao projeto.
- Identificação das áreas prioritárias a serem monitoradas.
- Alinhamento dos principais atores sobre a Teoria da Mudança, que seria um processo de reflexão contínua durante a mudança, acompanhando assim seu desenrolar e seu significado para as pessoas envolvidas, o papel dos indivíduos e das organizações no contexto em questão e como estes podem atuar de modo a apoiar a mudança em curso.[34]
- Alinhamento dos atores sobre o desenho avaliativo: questões de avaliação, abordagem formativa ou somativa, disponibilidade e uso de dados, disponibilidade de recursos humanos e financeiros.

Essa proposta permite estimar a complexidade da avaliação dessas iniciativas, ao mesmo tempo que orienta como ela deve ser feita para que se tenha uma real dimensão de sua contribuição para os processos que foram objeto desses projetos.

EXPERIÊNCIA DO PACIENTE

O que é?

Nos últimos anos, a experiência do paciente passou a integrar a excelência do cuidado, parte fundamental e essencial do desempenho e qualidade das organizações de saúde. Pesquisa feita pelo HealthLeaders Media Patient Experience Leadership Survey nos Estados Unidos apontou que, para os líderes da saúde, experiência do paciente corresponde a cuidado centrado no paciente, conjunto de atividades customizado para cada paciente, prestação de excelente serviço ao cliente e "ambiente de cura". Revisão da literatura realizada por Wolf et al. em 2014 em torno das definições de experiência do paciente identificou cinco eixos relacionados à experiência do paciente: continuidade do cuidado, pesquisas de satisfação, expectativas dos pacientes, cuidado centrado no paciente e cuidado individualizado.[35]

A definição do Beryl Institute, uma das instituições que lidera esta discussão e a mais encontrada nos hospitais americanos, já está sendo adotada por hospitais brasileiros - "a soma de todas as interações, moldadas pela cultura organizacional, que influenciam as percepções do paciente, ao longo do *continuum of care*".[35] Nesse caso, as interações não se restringem às que ocorrem no serviço de saúde propriamente dito, mas começam antes mesmo da chegada do paciente ao hospital, podendo ser em um consultório, pronto-socorro ou unidade básica de saúde, perdurando no pós-alta e seguimento em outro serviço ou nível de complexidade. Obviamente que a cultura organizacional influencia a maneira como os profissionais se relacionam com o paciente e entre si, o quão coordenado é o cuidado etc.

Colocar o paciente no centro do cuidado ou em primeiro lugar corresponde a prover cuidado que respeite suas preferências, atenda a suas necessidades, assegurando decisões clínicas guiadas por seus valores.[5] Os elementos do cuidado centrado no paciente incluem alinhamento da missão, visão, valores, liderança e iniciativas da qualidade com objetivos centrados no paciente; cuidado colaborativo, coordenado e acessível; cuidado certo, no momento certo, no lugar certo; cuidado focado no conforto físico e no bem-estar emocional; respeito às preferências do paciente e de sua família, valores, tradições culturais e condições socioeconômicas; participação dos pacientes e familiares no time de cuidadores e na tomada de decisões a respeito de seu cuidado; estímulo à presença da família; compartilhamento de informação em tempo para que paciente e familiar tomem decisões informadas.[36]

Além destes aspectos, Frampton e Charmel[37] apontam outros elementos essenciais para o cuidado centrado no paciente: relações humanas e cuidado centrado nas relações; aspectos nutricionais e curativos da alimentação; diversidade espiritual e cultural; integração de práticas complementares e alternativas no cuidado convencional; efeitos de artes visuais nos desfechos dos cuidados; ambientes de cura que criem ambiente nutritivo e saudável; comunidades saudáveis, isto é, que expandem as fronteiras do cuidado em saúde. Dentre as tendências apontadas na época por Frampton e Charmel, destacam-se a importância de se repensar a relação médico-paciente; a necessidade de adaptação do cuidado centrado no paciente aos diferentes contextos e modalidades de cuidado; a integração da qualidade e da segurança do paciente com o cuidado centrado no paciente; a transformação do cuidado centrado no paciente em política pública, a ser fomentada pelo governo e pelas fontes pagadoras.

As estratégias iniciais e ainda atuais para entender e utilizar a experiência em saúde identificadas por Ziebland et al.[38] são: compreensão da experiência da doença e tratamento; observação das interações para compreender a experiência do paciente; realização de entrevistas narrativas e grupos focais para compreender experiências de saúde e doença; reunião e análise de histórias compartilhadas espontaneamente; *patient-reported outcomes* (PRO); pesquisas de experiência do paciente; utilização da internet como uma fonte de informação sobre experiências do paciente etc.

Em documento sobre experiência do paciente do National Health Service (NHS) do Reino Unido, alguns detalhes mais operacionais sobre os elementos mencionados relacionados à experiência do paciente são apresentados, como: tratamento com dignidade, cortesia, simpatia, compaixão, respeito, entendimento e honestidade; competências e habilidades de comunicação por parte dos profissionais de saúde; possibilidade de discutir suas crenças, preocupações e preferências para que seu cuidado seja individualizado; apoio no entendimento das opções de tratamento relevantes, incluindo benefícios, riscos e consequências potenciais; possibilidade de pedir uma segunda opinião; avaliação e atendimento de suas necessidades físicas e psicológicas, incluindo nutrição, hidratação, alívio da dor, higiene pessoal e ansiedade; cuidado continuado prestado sempre que possível pelo mesmo profissional de saúde ou time ao longo de uma internação ou tratamento; cuidado coordenado com troca de informação clara e precisa entre profissionais da saúde e do serviço social etc.[39] O Picker Institute coloca ainda o acesso à assistência como uma das dimensões da experiência do paciente.[40]

Enfim, o campo de conhecimento e as práticas que buscam melhorar a experiência do paciente encontram-se em construção. Apesar da satisfação e das necessidades do cliente terem sido o ponto de partida para a qualidade do cuidado, os esforços para melhorar os processos e aumentar a segurança do paciente nem sempre contribuíram para melhorar sua experiência. É importante retomar essa preocupação e encontrar novos caminhos para aumentar o valor em saúde para os usuários dos nossos serviços.

Estratégias para melhorar a experiência do paciente

As estratégias utilizadas para melhorar a qualidade do cuidado também se aplicam à experiência do paciente, desde que o foco seja tornar sua experiência mais positiva.

Para realizar um diagnóstico inicial sobre o que se passa na organização, diferentes fontes de dados podem ser utilizadas, incluindo instrumentos mais ou menos difundidos em organizações de saúde que primam pela qualidade do cuidado. Os dados obtidos por meio das pesquisas de satisfação do paciente constituem importante ferramenta para identificar aspectos a serem melhorados, bem como as reclamações e denúncias. Os dados das pesquisas de clima organizacional e de percepção de cultura de segurança respondidos pelos profissionais de saúde fornecem elementos importantes para construir visão ampla sobre o que se passa nos serviços de saúde e que pode estar afetando a experiência do cuidado. Tais instrumentos não têm por foco avaliar a experiência do paciente, mas se bem utilizados podem apoiar a melhoria do cuidado como um todo, representando importantes elementos para a construção da viabilidade de abordagem mais voltada a fortalecer a experiência do paciente.

O mapeamento da jornada do paciente auxilia na identificação dos problemas relacionados aos processos tendo como foco o paciente, permitindo, assim, reconhecimento das falhas que, se corrigidas, fortalecerão uma boa experiência de cuidado.

A partir da identificação da problemática organizacional, muitas ações podem ser desencadeadas, utilizando-se para tal de estratégias e ferramentas da qualidade, desta vez com foco explícito voltado à melhoria da experiência do paciente. Dentre elas, destacam-se:[37,41]

- Sensibilização: o primeiro passo é chamar a atenção de todos da organização para a importância da temática. Isto pode ser feito por meio do compartilhamento de reclamações nas reuniões gerenciais e de equipe, ou ainda por meio de sua análise sistemática. Histórias de pacientes (*storytelling*), contadas por eles mesmos ou seus familiares, constituem instrumento potente para aproximar as equipes da percepção do paciente, introduzindo assim o desconforto diante de depoimentos vivos do que se passa nas organizações de saúde e sua repercussão na vida das pessoas. Isto pode ser feito por meio de relatos em reuniões, congressos ou ainda vídeos de pacientes compartilhando experiências, que podem ser utilizados tanto em reuniões quanto em dinâmicas de treinamento.

- *"What matters to you?"* ou "O que importa para você?" ou ainda "O que é importante para você?", pergunta mágica que permite ao profissional da saúde adentrar o universo do paciente de forma apropriada, sabendo o que deve ser priorizado na relação diária, bem como ao longo do tratamento. Esta questão aponta a disponibilidade dos profissionais em ouvir o paciente e, para este, uma importante oportunidade para exprimir seus sentimentos, receios e o que considera essencial em sua vida, no momento atual e para seu tratamento. Com isso, ajustes são feitos nas relações e no próprio tratamento do paciente, ampliando a escuta, a confiança e o bem-estar.[42]
- Treinamento: a começar pela liderança, para que lidere esta iniciativa ou pelo menos a apoie, alastrando aos poucos posteriormente para as diferentes áreas ou categorias profissionais, de acordo com a intenção da organização de desenvolvimento de estratégias em torno do cuidado centrado no paciente e familiares. Envolver jovens profissionais como residentes e estudantes é uma maneira de perenizar essas iniciativas, seja por meio da valorização do tema, seja pela instrumentalização de jovens profissionais, para mudar sua atitude diante dos pacientes e familiares.
- *Codesign* de processos: envolver o paciente na concepção, desenvolvimento, monitoramento, revisão e melhoria de processos em geral constituiu até agora iniciativa isolada de organizações de saúde. De certa forma, pode-se dizer que a participação social no SUS, por meio da participação de representantes dos usuários na gestão dos serviços de saúde, possibilitou que em alguns contextos essa participação se desse em diferentes níveis, inclusive nos aspectos referentes ao cuidado e à qualidade. O modelo da clínica ampliada proposto por Campos e Amaral fala claramente em co-construção, metodologia ou estratégia muito utilizada em diferentes contextos, mas somente mais recentemente valorizada para os diferentes contextos da saúde.[43]
- *Service design*: o desenvolvimento de serviços e produtos, incluindo sua concepção e desenho, ficam muito mais ricos se a cultura, valores e preferências dos diferentes grupos de pacientes forem levados em consideração. Seria o que Juran em sua trilogia colocaria no planejamento da qualidade que precede o lançamento do produto ou a disponibilização do serviço, tendo o controle e a melhoria da qualidade como os demais elementos da proposta.[44]

- Comunicação: desafio antigo e recorrente das organizações em geral, tem sido objeto de ações específicas ao longo das últimas décadas, com ênfase nos serviços de saúde, na comunicação com o paciente e familiar, na comunicação intraequipe etc. Comunicação para a tomada de decisão clínica, de modo a tornar o paciente agente de seu próprio cuidado; comunicação no fim da vida; criação de quadros que facilitem a comunicação entre os profissionais, no posto de enfermagem ou local do trabalho em equipe, por exemplo, contendo informações essenciais sobre os indivíduos sob cuidado, bem como destes com o paciente e seus familiares por meio de quadro individualizado com dados essenciais ou do que é importante para o paciente no quarto, próximo a seu leito. *Rounds* e *huddles* também podem ser utilizados com ênfase na valorização da experiência do paciente (visitas dos profissionais com discussão de casos, passagem de plantão entre profissionais, reuniões rápidas com foco em determinado serviço/temática ou ainda passagem rápida nos quartos dos pacientes no início e no fim de plantão para se apresentar ou se despedir, ao mesmo tempo que se observa o bem-estar do paciente e suas necessidades).[45]
- Processo de tomada de decisão clínica: a tomada de decisão clínica compartilhada requer adequada informação ao paciente. Informação clara, precisa e com elementos suficientes facilita seu posicionamento diante das opções disponíveis e favorece um bom desfecho clínico.
- Profissionais: sensibilização, envolvimento e engajamento dos profissionais com a melhoria da experiência do paciente podem ser estimulados e fortalecidos por meio de diferentes estratégias, como valorização, reconhecimento e premiação daqueles que se destacam nesses aspectos; avaliação de desempenho dos profissionais que leve em consideração a satisfação do paciente como item a ser pontuado; comportamentos e atitudes em prol da boa experiência do paciente. Com o avanço do programa ou serviço de experiência do paciente, pode-se incluir este aspecto inclusive no processo de recrutamento e seleção.
- Avaliação da qualidade dos serviços: pesquisas de satisfação e análise das reclamações permitem *feedback* sobre determinados aspectos dos serviços valorizados pelos pacientes, ao mesmo tempo que servem de fonte de dados para a introdução de melhorias.
- Relações interpessoais: a responsabilização clara da equipe e do profissional de referência do paciente, com a clareza do que é responsabilidade do paciente e de sua família, facilita o contato e cria ou fortalece a confiança.
- Boas práticas em experiência do paciente: o compartilhamento de iniciativas inspiradoras ou bem-sucedidas, assim como as mais desafiadoras e de difícil trato, com premiação de algumas delas, indicam a valorização de tais práticas.

- Plano de cuidado: a definição de objetivos e a identificação de expectativas e desejos do paciente e familiares devem ser feitas em parceria com estes, para assim comporem o plano de cuidados singularizado. Tal estratégia é recomendada por diferentes propostas de cuidado, destacando-se alguns modelos de acreditação e a própria clínica ampliada.[13,43]
- Plano de alta: o planejamento da alta tem ou deveria ter início nos primeiros dias de internação em alguns casos, em outros até antes disso, e é vital para garantir a adequação da continuidade do cuidado, com a mobilização dos recursos necessários para a retomada da vida, destacando-se a informação para o autocuidado, o acompanhamento ambulatorial, as orientações quanto ao que fazer em caso de mudança do quadro geral do paciente etc. Trata-se ainda de importante instrumento de comunicação que facilita a coordenação do cuidado, com a transmissão da informação sobre o que ocorreu com o paciente, seu tratamento etc., com os profissionais e serviços que dele cuidarão.
- Envolvimento do paciente e familiares: o envolvimento do paciente no seu cuidado é considerado passo essencial para seu processo de cura ou tratamento mais adequado. Existem diferentes graus de parceria ou envolvimento: empoderamento, participação/envolvimento, engajamento, ativação. Envolvimento refere-se à participação do paciente no processo de tomada de decisão, equivalendo a uma transferência do poder do profissional para o paciente com aumento de conhecimento, controle e responsabilidade. O processo de empoderamento do paciente corresponde à mudança de comportamento, com foco no seu maior conhecimento sobre sua doença, para que possa ser sujeito de seu próprio cuidado. A ativação do paciente permite que o paciente saiba manejar sua condição clínica, de modo a manter sua saúde, colaborando com os provedores de cuidado e tendo acesso a cuidado de boa qualidade. O engajamento do paciente pode ser visto como consequência de seu empoderamento, com sua participação no próprio cuidado ou ainda seu comportamento para melhorar seu papel ou atuação no sistema de saúde. Estes termos têm diferentes significados e implicações, podendo variar segundo o autor.[46] Conselhos de pacientes ou sua participação nos projetos ou instâncias decisórias ou consultivas das organizações permitem integrar sua visão na gestão e nas melhorias do cuidado.
- Alimentação: além de toda a preocupação com o apoio nutricional, sua adequação à escolha do paciente, a facilitação do acesso, o apoio na hora da refeição e para lidar com dificuldades são elementos de grande importância para os pacientes e familiares de modo geral, favorecendo uma melhor experiência de cuidado.

- Amenidades do cuidado: apesar do nome, são essenciais para dar conforto ao paciente, seja ele emocional, seja espiritual, com a criação de um "ambiente de cura", disponibilizando terapias alternativas sempre que necessário e pertinente. Estes aspectos, somados à boa parte dos anteriores, remetem à ideia da atenção integral à saúde do indivíduo, reunindo inclusive aspectos de sua vida pessoal que aparentemente não têm relação direta com sua saúde, mas compõem sua vida e são elementos que interferem no processo de bem-estar e cura.

Mensuração e monitoramento

Muitos dos instrumentos de monitoramento da experiência do paciente passam por sua mensuração. Há décadas as pesquisas de satisfação são utilizadas em serviços de saúde com o objetivo de obter a avaliação desses serviços a partir da ótica do paciente. Esses instrumentos normalmente avaliam o grau de satisfação do paciente com os diferentes serviços ou áreas, como recepção, atendimento geral, enfermagem, médicos, alimentação, higiene, acomodações etc. Há obviamente diferentes formatos, diferentes escalas de respostas e diferentes graus de detalhamento. Esse tipo de pesquisa só tem sentido se os dados resultantes forem utilizados para discussão junto à equipe gerencial e propiciarem a introdução de melhorias a partir do que é detectado.

A pergunta: "Em uma escala de 0 a 10, qual é a probabilidade de você nos recomendar (ou recomendar este produto/serviço/marca) a um amigo ou colega?",[47] antigo "Recomenda-se" utilizado em questionários de serviços de saúde, o denominado *"Net Promoter Score"* ou "NPS", simplificou, e muito, a mensuração da satisfação e tornou-se referência para as organizações comprometidas com o cliente. Seu monitoramento, ao lado da comparação com os concorrentes, tem fornecido subsídios interessantes para a discussão da satisfação do paciente e qualidade do cuidado.

O Instituto Picker propôs oito dimensões para o cuidado centrado no paciente, que permitem ainda avaliar a experiência do paciente:[40]

1. Respeito aos valores, preferências e necessidades dos pacientes.
2. Coordenação e integração do cuidado.
3. Informação e educação.
4. Conforto físico.
5. Suporte emocional, alívio do medo e da ansiedade.
6. Envolvimento dos familiares e amigos.
7. Transição e continuidade.
8. Acesso à assistência.

Tais dimensões são explicitadas por meio de questões que permitem avaliar de forma mais fidedigna a vivência do paciente nos serviços de saúde. Tal questionário é domínio do instituto que o desenvolveu e, para participar do *benchmarking*, é preciso aderir ao programa por eles proposto.

Outro instrumento de grande disseminação nos Estados Unidos é o *Hospital Consumer Assessment of Healthcare Providers and Systems* (HCAHPS), base de questionários utilizados no Brasil por diferentes hospitais, fornecido e gerenciado pela empresa HFOCUS. O Quadro 2 apresenta a versão em português das perguntas do questionário, agrupadas nas diferentes dimensões avaliadas nesse instrumento. As escalas de resposta variam, podendo ser relativas à frequência da ocorrência do evento em questão, ou grau de concordância com o que é colocado, entre outras.

QUADRO 2 Avaliação do paciente hospitalar relativa aos sistemas e prestadores de cuidados de saúde

Cuidados que recebeu do pessoal de enfermagem
• Durante esta hospitalização, com que frequência o pessoal de enfermagem o(a) tratou com cortesia e respeito?
• Durante esta hospitalização, com que frequência o pessoal de enfermagem o(a) escutou atentamente?
• Durante esta hospitalização, com que frequência o pessoal de enfermagem lhe explicou as coisas de uma forma que conseguisse entender?
• Durante esta hospitalização, quando pressionou o botão de chamada, com que frequência recebeu ajuda no momento que queria?
Cuidados que recebeu dos médicos
• Durante esta hospitalização, com que frequência os médicos o(a) trataram com cortesia e respeito?
• Durante esta hospitalização, com que frequência os médicos o(a) escutaram atentamente?
• Durante esta hospitalização, com que frequência os médicos lhes explicaram as coisas de uma forma que conseguisse entender?
Ambiente hospitalar
• Durante esta hospitalização, com que frequência o seu quarto e sanitário foram mantidos limpos?
• Durante esta hospitalização, com que frequência a área próxima ao seu quarto se manteve silenciosa durante a noite?
Sua experiência neste hospital
• Durante esta hospitalização, necessitou de ajuda por parte do pessoal de enfermagem, ou de outro pessoal do hospital, para ir ao sanitário ou para usar uma comadre?

(continua)

QUADRO 2 Avaliação do paciente hospitalar relativa aos sistemas e prestadores de cuidados de saúde (*continuação*)

- Com que frequência obteve ajuda para ir ao sanitário ou para usar a comadre logo que necessitava?
- Durante esta hospitalização, foi-lhe administrado algum remédio que nunca tivesse tomado anteriormente?
- Antes de lhe administrarem um novo remédio, com que frequência o pessoal do hospital lhe disse para que era o remédio?
- Antes de lhe administrarem qualquer novo remédio, com que frequência o pessoal do hospital descreveu os possíveis efeitos secundários (colaterais) de uma forma que conseguisse entender?

Quando teve alta do hospital

- Depois de ter tido alta do hospital, foi diretamente para a sua casa, para a casa de outra pessoa ou para outra instituição de cuidados de saúde?
- Durante esta hospitalização, os médicos, pessoal de enfermagem ou outro pessoal do hospital falaram-lhe sobre se teria a ajuda necessária após ter alta do hospital?
- Durante esta hospitalização, recebeu informação, por escrito, referente a sintomas ou problemas de saúde aos quais deveria estar atento(a) depois de ter alta do hospital?

Classificação geral do hospital

- Usando um número de 0 a 10, em que 0 significa o pior hospital possível e 10 o melhor possível, que número usaria para classificar este hospital durante sua hospitalização?
- Recomendaria este hospital aos seus amigos e familiares?

Entendimento dos cuidados prestados quando teve alta do hospital

- Durante esta hospitalização, o pessoal levou em consideração minhas preferências, bem como as da minha família, ou do assistente de cuidados domiciliários (cuidador), na decisão sobre quais seriam as minhas necessidades de cuidados de saúde após ter alta?
- Quando tive alta do hospital, sabia bem minhas responsabilidades quanto ao controle de minha saúde?
- Quando tive alta do hospital, sabia bem a razão por que iria tomar cada um dos meus remédios?

Fonte: Hospital Consumer Assessment of Healthcare Providers and Systems, 2021.[48]

Perguntas relativas ao paciente e seu estado de saúde não foram descritas no Quadro 2. As escalas de resposta variam, com a utilização de escala Likert na tentativa de quantificar o que é respondido tanto em termos de frequência quanto de intensidade do fenômeno avaliado.

Os instrumentos de satisfação e de experiência são bem distintos, e ambos contribuem de forma importante para a melhoria da qualidade do cuidado.

Não basta aplicar os questionários, é preciso apresentar os resultados à equipe gerencial, discuti-los e buscar soluções por meio de projetos ou ações de melhoria. Batista,[49] em seu trabalho de mestrado, observou, no serviço estudado, que os resultados das pesquisas de satisfação geravam planos de melhoria, o que não ocorria com os resultados da pesquisa de experiência do paciente.

Outras estratégias podem ser utilizadas com o intuito de detectar a opinião ou percepção do paciente acerca dos serviços prestados em busca de oportunidades de melhoria, como: contato pós-alta, pesquisas à beira do leito durante visita da equipe, monitoramento de mídias sociais, *rankings* externos, grupos focais ou entrevistas com pacientes e familiares.

Desfechos clínicos sob a perspectiva do paciente ganharam importância nos últimos anos – tanto *patient-reported outcome measures* (PROMs) quanto *patient-reported experience measures* (PREMs). OS PREMs buscam informação sobre o processo de cuidado, abordando a experiência de cuidado propriamente dita, suas expectativas sobre o que importa para eles. Podem fazer uso dos instrumentos anteriormente mencionados ou, ainda, de instrumentos similares. Os PROMs são obtidos por meio de perguntas feitas ao paciente a respeito de sua visão sobre seu estado de saúde, sintomas, sua qualidade de vida e ainda sobre a gestão de sua doença.[50,51] Tais medidas foram desenvolvidas, uma vez que os desfechos clínicos tradicionais nem sempre captavam aspectos fundamentais para o paciente. Ambas as medidas fornecem subsídios para o cuidado centrado na pessoa. A definição de PROMs para diferentes situações clínicas requer a participação do paciente, tornando-os assim mais adequados e significativos. Podem também ser utilizados para a triagem de pacientes com determinados problemas, como depressão, ansiedade, dor etc. Há instrumentos específicos para cada uma destas situações. *Person-centered outcome measures* ou medidas de desfechos centrados na pessoa permitem identificar o tipo de desfecho por ela valorizado. Podem ainda ser usados para adequar o plano terapêutico.[51] Alguns trabalhos brasileiros utilizaram tais medidas para pacientes submetidos a intervenções cirúrgicas de ortopedia ou cirurgia plástica, por exemplo.[52,53] Tais trabalhos evidenciam que o envolvimento do paciente na definição das medidas permite identificar aspectos não necessariamente valorizados pelos profissionais de saúde, o que pode dificultar a adaptação do cuidado às expectativas do paciente.

Todos os dados citados podem ser utilizados para gerar ações de melhoria, inclusive com uso do PDSA anteriormente citado.

PERSPECTIVAS

Qualidade em saúde

Melhorar a qualidade dos serviços de saúde não é suficiente para melhorar a qualidade do sistema como um todo. Neste sentido, diferentes trabalhos publicados nos últimos anos apontam alguns caminhos.[54,55]
Para melhorar a qualidade dos sistemas de saúde hoje, é necessário:[54]

- Introduzir melhorias em larga escala por meio de intervenção nos diferentes níveis: macro, meso e micro.
- Investir nos fundamentos da alta qualidade dos sistemas de saúde dos sistemas de saúde por meio de quatro ações: governar para a qualidade; redesenhar a prestação de serviço para maximizar a qualidade; transformar a força de trabalho da saúde para que possa prestar cuidado de alta qualidade; fomentar a demanda por serviços de elevada qualidade.
- Rever o papel da acreditação e dos incentivos financeiros por desempenho.
- Estimular colaborativas regionais para incentivar a melhoria da qualidade.
- Monitorar e avaliar o impacto de todos os esforços de melhoria nos níveis nacional e regionais, para gerar aprendizagem e melhoria.

Trata-se de buscar qualidade integral no sistema de saúde, por meio de "práticas de gestão que facilitem o compartilhamento do conhecimento e princípios de liderança que fomentem a cultura da aprendizagem".[55] Organizações que adotam esta prática se observam profundamente, além de estudarem as experiências de outras organizações e sistemas para aprender como atender de forma contínua, confiável e sustentável, a evolução das necessidades dos pacientes, das populações e das comunidades.[55]

Para tanto, a liderança tem importante papel, e os princípios a serem seguidos são:[55]

- Construir visão compartilhada de propósito direcionada ao futuro da organização.
- Praticar a visão sistêmica de modo a enxergar a interconexão dos diferentes elementos, identificando os padrões existentes e necessários.
- Engajar-se na aprendizagem coletiva e no diálogo por meio da coprodução.
- Praticar questionamentos e reflexões pessoais acerca do sistema, suas estruturas, comportamentos etc.

Segurança do paciente

Recentemente a Organização Mundial da Saúde (OMS) lançou plano de ação global para a segurança do paciente para o período 2021-2030, denominado *Towards eliminating avoidable harm in health care*.[56] Este plano traz seis objetivos:

1. Desenvolvimento de políticas nacionais para eliminar o dano desnecessário na saúde.
2. Criar organizações e sistemas de saúde de alta confiabilidade: privilegiar a transparência, a cultura justa, a abertura, os fatores humanos e a resiliência.
3. Priorizar a segurança dos processos clínicos.
4. Envolver o paciente e sua família.
5. Fortalecer a educação, habilidades e segurança da força de trabalho.
6. Estimular a sinergia, a parceria e a solidariedade.

Esse documento traz indicações mais claras sobre o caminho que os sistemas e serviços devem seguir para tornar o cuidado mais seguro, com enumeração de ações concretas, muitas delas já testadas em outros setores ou em alguns contextos da saúde. Ao que tudo indica, este tipo de esforço internacional poderá facilitar ações internacionais que servirão de estímulo aos diferentes países, com eventual acompanhamento do avanço daqueles que aderirem aos futuros programas e projetos em torno da temática. Ou seja, seria uma nova maneira de estimular a aliança mundial pela segurança do paciente, conferindo-lhe vitalidade e força crescentes.

Experiência do paciente

Alguns pensamentos que nortearam as reflexões acerca do futuro da experiência do paciente nos tempos que antecederam a pandemia permanecem atuais: experiência ao lado de qualidade, segurança, custos e acesso em busca dos melhores desfechos. O alvo populacional dessas iniciativas, com o estabelecimento de uma discussão coletiva, quiçá global, o avanço rumo a métricas dinâmicas, a voz do consumidor direcionando as ações dos sistemas e das lideranças e o foco na experiência humana – "seres humanos cuidando de seres humanos":[57] tais ideias evoluíram de formas distintas ao longo da pandemia.

O contexto sanitário parece estar impulsionando os rumos dos movimentos e iniciativas em torno da experiência do paciente. Inúmeros novos desafios se apresentaram, ao mesmo tempo que muita solidariedade e esperança permearam as relações entre os profissionais de saúde e destes com os usuários dos serviços de saúde. Destaque para o trabalho colaborativo e as parcerias, a empatia, a escuta e a ação, a aprendizagem e a agilidade, bem como a perseverança.[58,59] As desigualdades cresceram ainda mais, mostrando a vulnerabilidade dos sistemas de saúde e das sociedades. Mais do que nunca os determinantes sociais de saúde foram reafirmados até mesmo para o contexto da atenção secundária e terciária, considerando que antes se limitavam à atenção primária. A conexão entre os países e sua interdependência enfatizaram as consequências planetárias, inclusive das ações locais ou de grupos restritos. Jason Wolf, um dos líderes da experiência do paciente, fez reverberar na saúde o *"All voices matter"*, feliz associação com o que se passa nos serviços e sistemas de saúde[58,59] e, ao mesmo tempo, um chamado para a ação.

REFERÊNCIAS BIBLIOGRÁFICAS

1. Donabedian A. The quality of care. How can it be assessed? JAMA. 1988;260(12):1743-8.
2. Donabedian A. The definition of quality and approaches to its assessments (Explorations in Quality assessment and monitoring, v. I). Ann Arbor: Health Administration Press; 1980.
3. Donabedian A. The seven pillars of quality. Arch Pathol Lab Med. 1990;114:1115-8.
4. Lohr KN, ed. Institute of Medicine (US). Committee to Design a Strategy for Quality Review and Assurance in Medicare. Medicare: a strategy for quality assurance, v. 1. National Academies Press; 1990. p. 21.
5. Institute of Medicine. Crossing the Quality Chasm: a new health system for the 21st century. Washington: National Academy of Sciences; 2001.
6. Berwick D, Nolan TW, Whittington J. The triple aim: care, health and cost. Health Aff. 2008;27(3):759-69.
7. Whittington JW, Nolan KLN, Torres T. Pursuing the Triple Aim: the first 7 years. Milbank Q. 2015;93(2):263-300.
8. Feeley D. The Triple Aim or the Quadruple Aim? Four points to help set your strategy. IHI, 28 de novembro de 2017. Disponível em: http://www.ihi.org/communities/blogs/the-triple-aim-or-the--quadruple-aim-four-points-to-help-set-your-strategy [acesso 13 dez. 2021].
9. Sikka R, Morath JM, Leape L. The quadruple aim: care, health, cost and meaning in work. BMJ Qual Saf. 2015;0:1-3.
10. Lombarts MJMH, Rupp I, Vallejo P, Suñol R, Klazinga NS. Application of quality improvement strategies in 389 European hospitals: results of the MARQuIS project. Qual Saf Health Care. 2009;18(Suppl I):i28-37.
11. Spencer E, Walshe K. National quality improvement policies and strategies in European healthcare systems. Qual Saf Health Care. 2009;18(Suppl I):i22-i27.
12. The Joint Commission. Disponível em: https://www.jointcommission.org/about-us/facts-about--the-joint-commission/. Acesso em: 2 mar. 2022.
13. Joint Commission International. JCI Accreditation Standards for Hospitals. 7. ed. Chicago/Oak Brook: Joint Commission on Accreditation of Healthcare Organizations; 2020.
14. Accreditation Canada. Disponível em: https://accreditation.ca/find-canadian-accredited-provider/. Acesso em: 3 mar. 2022.
15. Organização Nacional de Acreditação (ONA). Disponível em: https://www.ona.org.br/mapa-de--acreditacoes. Acesso em: 4 mar. 2022.
16. Schiesari LMC. Avaliação externa de organizações hospitalares no Brasil: podemos fazer diferente? Cienc Saúde Coletiva (Impresso). 2014;19:4229-34.
17. Jha AK. Accreditation, Quality and Making Hospital Care Better. JAMA. 2018;320(23):2410-1.

18. Braithwaite J, Vincent C, Nicklin W, Amalberti R. Coping with more people with more illness. Part 2: new generation of standards for enabling healthcare system transformation and sustainability. Int J Qual Health Care. 2019;31(2):159-63.
19. Kohn LT, Corrigan JM, Donaldson M, eds. To Err Is Human: Building a Safer Health System. Washington: National Academy Press; 2000.
20. Yu A, Flott K, Chainami N, Fontana G, Darzi A. Patient Safety 2030. London, UK: National Institute for Health Research Imperial Patient Safety Translational Research Centre; 2016. Disponível em: http://www.imperial.ac.uk/media/imperial-college/institute-of-global-health-innovation/centre-for-health-policy/Patient-Safety-2030-Report-VFinal.pdf [acesso 13 dez. 2021].
21. American College of Healthcare Executives e IHI/NPSF Lucian Leape Institute. Leading a culture of safety: a blueprint for success. Boston, MA: American College of Healthcare Executives and Institute for Healthcare Improvement; 2017.
22. European Society for Quality in Health Care. Executive Agency for Health and Consumers – European Network for Patient Safety. A General Guide for Education and Training in Patient Safety. 2010. Disponível em: https://webgate.ec.europa.eu/chafea_pdb/assets/files/pdb/2007109/2007109_eu-netpas-report-use-of-psci-and-recommandations-april-8-2010.pdf. Acesso em: 3 mar. 2022.
23. Sammer CE, Lykens K, Singh KP, Mains DA, Nuha AL. What is patient safety culture? A review of the literature. J Nurs Scholarsh. 2010;42(2):156-65.
24. Wagner C, Smits M, Sorra J, Huang CC. Assessing patient safety culture in hospitals across countries. Int J Qual Health Care. 2013;25(3):213-21.
25. Freitas ME. Cultura organizacional: evolução e crítica. São Paulo: Thomson Learning; 2007.
26. Frankel A, Haraden C, Federico F, Lenoci-Edwards J. A framework for safe, reliable and effective care. White Paper. Cambridge, MA: Institute for Healthcare Improvement and Safe & Reliable Healthcare; 2017.
27. Martinéz-Córcoles M. High reliability leadership: a conceptual framework. J Contingencies Crisis Manag. 2017;1-10.
28. Reis CT. Cultura em segurança do paciente. In: Sousa P, Mendes W, org. Segurança do paciente: criando organizações de saúde seguras. Rio de Janeiro: EAD/ENSP; 2014. p. 82-3.
29. Langley GJ, Nolan KM, Nolan TW, Norman CL, Provost LP. The improvement guide: a practical approach to enhancing organizational performance. San Francisco: Jossey-Bass; 1996.
30. Portela MC, Lima SML, Martins M, Travassos C. Ciência da Melhoria do Cuidado de Saúde: bases conceituais e teóricas para a sua aplicação na melhoria do cuidado de saúde. Cad Saúde Pública. 2016;32(Supp 2):e00105815.
31. Langley GJ, Moen RD, Nolan KM, Nolan TW, Norman CL, Provost LP. Modelo de Melhoria: uma abordagem prática para melhorar o desempenho organizacional. Campinas: Mercado de Letras; 2011.
32. Deming WE. Qualidade: a revolução na administração. Rio de Janeiro: Marques-Saraiva; 1990.
33. Parry G, Coly A, Goldmann D, Rowe AK, Chattu V, Logiudice D, et al. Practical recommendations for the evaluation of improvement initiatives. Int J Qual Health Care. 2018;30(S1):29-36.
34. Valters C. Theories of change: time for a radical approach to learning in development. London: Overseas Development Institute; 2015. Disponível em: https://odi.org/en/publications/theories-of-change-time-for-a-radical-approach-to-learning-in-development/ [acesso 13 dez. 2021].
35. Wolf J. Defining patient experience. Patient Exp J. 2014;1(1):3.
36. NEJM Catalyst. What is patient-centered care? January 1, 2017.
37. Frampton S, Charmel S, ed. Putting patient first: best practices in patient centered care. San Francisco: Jossey Bass; 2009.
38. Ziebland S, Coulter A, Calabrese JD, Locock L, eds. Understanding and using health experiences: improvident patient care. Oxford: Oxford University Press; 2013.
39. NICE UK. Patient experience in adult NHS services. Quality standard [QS15]. Published: 17 February 2012. Disponível em: nice.org.uk/guidance/qs15 [acesso 13 dez. 2021].

40. Jenkinson C, Coulter A, Bruster S. The Picker Patient Experience Questionnaire: development and validation using data from in-patient surveys in five countries. Int J Qual Health Care. 2002;14(5):353-8.
41. Lee VS, Miller T, Daniels C, Paine M, Gresh B, Betz L. Creating the exceptional patient experience in one academic health system. Acad Med. 2016; 91(3):338-44.
42. Institute for Healthcare Improvement. The Power of Four Words: "What Matters to You?" 2020. Disponível em: http://www.ihi.org/Topics/WhatMatters/Pages/default.aspx [acesso 13 dez. 2021].
43. Campos GWS, Amaral MA. A clínica ampliada e compartilhada, a gestão democrática e redes de atenção como referenciais teórico-operacionais para a reforma do hospital. Cienc Saúde Coletiva. 2007;12(4).
44. Juran JM. A Qualidade desde o projeto: novos passos para o planejamento da qualidade em produtos e serviços. Trad. Nivaldo Montinguelli Jr. 3. ed. São Paulo: Pioneira; 1997.
45. Maguerez G. A melhoria rápida da qualidade nas organizações de saúde. São Paulo: Hucitec; 2012.
46. Fumagalli LP, Radaelli G, Lettieri E, Bertele P, Masella C. Patient empowerment and its neighbours: clarifying the boundaries and their mutual relationships. Health Policy. 2015 Mar;119(3):384-94.
47. Reichheld F, Markey R. A pergunta definitiva 2.0: como as empresas que implementam o net promoter score prosperam em um mundo voltado aos clientes. Rio de Janeiro: Alta Books; 2018.
48. Hospital Consumer Assessment of Hospital Providers and Systems. CAHPS® Hospital Survey. https://www.hcahpsonline.org/en/survey-instruments/ [acesso 19 set. 2021].
49. Batista MP. Satisfação e Experiência do Paciente: contribuições para a melhoria do cuidado num hospital privado [dissertação – Mestrado Profissional em Gestão pela Competitividade]. São Paulo: EAESP Fundação Getulio Vargas; 2020.
50. Capell JT, Alexander T, Pryor J, Fisher M. Patient reported experience of inpatient rehabilitation in Australia. Patient Exp J. 2020;7(3):49-57.
51. Ovretveit J, Zubkoff L, Nelson EC, Frampton S, Knudsen JL, Zimlichman E. Using patient-reported outcome measurement to improve patient care. Int J Qual Health Care. 2017;29(6):874-9.
52. Aguilera NW. Como criar e aumentar a competitividade: custos e desfechos clínicos em cirurgia plástica [dissertação – Mestrado Profissional em Gestão pela Competitividade]. São Paulo: EAESP, Fundação Getulio Vargas; 2019.
53. Colombari F. Impacto de medidas perioperatórias no tempo de permanência e nos desfechos de artroplastia de joelho e quadril em um hospital privado de São Paulo [dissertação – Mestrado Profissional em Gestão pela Competitividade]. São Paulo: EAESP, Fundação Getulio Vargas; 2019.
54. Kruk ME, Gage AD, Arsenault C, Jordan K, Leslie HH, Roder-DeWan S, et al. High-quality health systems in the Sustainable Development Goals era: time for a revolution. Lancet Glob Health. 2018;6:e1196-252.
55. Sampath B, Rakover J, Baldoza K, Mate KS, Lenoci-Edwards J, Barker P. IHI White Paper. IHI Whole System Quality: A unified approach to building responsive, resilient health care systems. Boston: Institute for Healthcare Improvement; 2021.
56. World Health Organization. Draft global Patient Safety Action Plan 2021-2030. Towards eliminating avoidable harm in healthcare. Geneva: World Health Organization; 2021.
57. Wolf JA. The future of patient experience: five thoughts on where we must go from here. Patient Exp J. 2019;6(3):1-4.
58. Wolf J. Moving forward to the future of healthcare. Patient Exp J. 2020;7(3):1-4.
59. Wolf J. The essential nature of experience in a time of crises and beyond. Patient Exp J. 2020;7(1):1-4.

8 Governança corporativa

Wilson Rezende da Silva
Eduardo José Bernini

INTRODUÇÃO

Certas palavras e expressões, de uso restrito a públicos especializados, costumam alcançar maior difusão em virtude do surgimento de situações extraordinárias que as tornam de uso corrente, sobretudo quando adotadas como jargão pelos meios de comunicação de massa.

Governança corporativa (ou simplesmente governança) é um bom exemplo desse fenômeno de comunicação.

Contudo, essa maior exposição não significa, necessariamente, que os fundamentos, princípios e práticas de governança corporativa sejam claramente compreendidos pelos públicos não especializados, muitas vezes levando sua associação a contextos inadequados.

O objetivo deste capítulo é dirigir-se ao público não especializado em governança corporativa, buscando, em linguagem apropriada, contextualizar o que é, para que serve e, principalmente, como os fundamentos, princípios e práticas de governança corporativa foram incorporados a um contexto mais amplo do que as comunidades especializadas (na academia e nas práticas empresariais) em virtude das crescentes exigências sociais e políticas na adoção de compromissos éticos na gestão de organizações privadas e públicas. Por essa razão, afeta não somente a alta administração das organizações, mas também todo o conjunto de colaboradores diretos e indiretos e a cadeia de fornecedores e clientes, sobretudo em atividades de elevado interesse público, como o setor de saúde. Os autores reconhecem particularidades da área de saúde, mas, por se tratar de um texto introdutório, optaram por dar uma visão mais abrangente da governança corporativa.

O QUE DEFINE O TERMO GOVERNANÇA CORPORATIVA

A definição mais utilizada no Brasil para o termo governança corporativa é a que consta do Código das Melhores Práticas de Governança Corporativa do Instituto Brasileiro de Governança Corporativa (IBGC): "é o sistema pelo qual as empresas e demais organizações são dirigidas, monitoradas e incentivadas, envolvendo os relacionamentos entre sócios, conselhos de administração, diretoria, órgãos de fiscalização e controle e demais partes interessadas".[1]

Colocando-se na posição do público não especializado, como interpretar essa definição?

O primeiro aspecto que chama a atenção é que se trata de um sistema, ou seja, um conjunto de elementos interdependentes.

O conjunto de elementos interdependentes é composto de atores, pessoas físicas e jurídicas, que desempenham papéis na materialização de atividades em "empresas e demais organizações" e, consequentemente, interagem entre si para a consecução de algum tipo de objetivo.

Sendo assim, devem "dirigir" (em outras palavras, tomar decisões) e, ao mesmo tempo, ser "monitorados" e "incentivados" a tomar decisões alinhadas aos objetivos a que as empresas e "demais organizações" se destinam e que justificam sua razão de ser.

O termo "governança" significa "governo das empresas e demais organizações". Em síntese, trata da forma pela qual o poder é exercido na administração dos recursos disponíveis (humanos, financeiros e físicos).

Este é o aspecto central do sistema: como o poder é delegado, exercido e monitorado em qualquer organização, seja ela uma empresa privada, pública,* uma organização não governamental, uma organização intrinsecamente governamental,† um ente ou entidade da administração pública direta da União, estados ou municípios.

Por isso, justifica-se a pergunta: Por que governança "corporativa" se o campo de alcance da "governança corporativa" não se restringe a empresas?

A primeira explicação decorre da origem do termo "governança corporativa". Como sintetizado pelo IBGC, "a origem dos debates sobre governança corporativa remete a conflitos inerentes à propriedade dispersa e à divergência entre os interesses dos sócios, executivos e o melhor interesse da empresa",[2] decorrendo o que é chamado de "conflito de agência" clássico:

---

*   Cuja propriedade é exercida por pessoas físicas ou jurídicas que detêm um interesse econômico objetivo por intermédio do capital empregado e que é representado por um título, uma ação ou cota.

†   Com objetivos não restritos a interesses econômicos e cuja propriedade tem características muitas vezes difusas, sobretudo no que se refere ao seu "monitoramento".

o proprietário (acionista) delega a um agente especializado (administrador) o poder de decisão sobre a empresa (nos termos da lei), situação em que podem surgir divergências no entendimento de cada um dos grupos daquilo que consideram ser o melhor para a empresa e que as práticas de Governança Corporativa buscam superar. Este tipo de conflito é mais comum em sociedades como os Estados Unidos e Inglaterra, onde a propriedade das companhias é mais pulverizada. No Brasil, em que a propriedade concentrada predomina, os conflitos se intensificam à medida que a empresa cresce e novos sócios, sejam investidores ou herdeiros, passam a fazer parte da sociedade.

Portanto, na sua origem mais aceita, a governança corporativa esteve associada à mitigação de riscos relacionados ao chamado "problema do agente-principal", explorado nos estudos de Michael Jensen e William Meckling.[3]

Sob essa ótica, quando "o principal" (o acionista ou sócio, como proprietário) contrata outra pessoa ("o agente") para que administre a empresa em seu lugar, surge um potencial conflito de interesse, na medida em que os gestores podem tender a agir em benefício próprio[‡] em detrimento do retorno justo (e proporcional aos riscos do negócio) àqueles que aportaram recursos financeiros (capital próprio ou de terceiros) na empresa.

O mesmo conflito pode ocorrer na relação entre acionistas majoritários (que exercem um poder político dominante por intermédio do controle da maioria do capital) e acionistas minoritários e financiadores (capital de terceiros).

Assim, na origem, a preocupação da governança corporativa esteve centrada no desenvolvimento "de um conjunto eficiente de mecanismos, tanto de incentivos quanto de monitoramento, a fim de assegurar que o comportamento dos administradores esteja sempre alinhado com o melhor interesse da empresa", no seu todo, inclusive dos acionistas minoritários e financiadores.[2]

A segunda explicação é que a palavra "corporativa" também pode ser entendida como um grupo de pessoas (físicas ou jurídicas) que agem como um só corpo, buscando um resultado comum, significado que remete à definição de organizações como uma forma que regula a execução de funções de modo controlado e coordenado, visando ao atingimento de um objetivo em comum com eficácia.

Dessa forma, a governança corporativa, como um ramo da Ciência da Administração, não restringe seu campo de aplicação apenas a empresas, mas a organizações em geral, uma vez que a mitigação de riscos de não alinhamento

---

‡ Apropriando-se dos resultados do negócio por meio de condições inadequadas de remuneração e/ou de benefícios ou na escolha de projetos e/ou investimentos desalinhados com os objetivos estabelecidos pelos proprietários do negócio.

de interesses entre aqueles que delegam poder e autoridade ("o principal") e aqueles a quem é delegado esse poder ("os agentes") é fator comum a qualquer entidade jurídica, pública ou privada, na consecução de seus objetivos.

Outro ponto merece destaque: as "demais partes relacionadas".

Em um sentido jurídico e contábil estrito, partes relacionadas são definidas como entidades, pessoas físicas ou jurídicas, com as quais uma entidade tenha possibilidade de contratar, no sentido lato deste termo, em condições que não sejam as de comutatividade[§] e independência que caracterizam as transações com terceiros alheios à entidade, ao seu controle gerencial ou a qualquer outra área de influência. Sem dúvida é um tema de preocupação da governança corporativa por envolver um potencial conflito de interesse e é tratado em detalhe nas práticas recomendadas de governança sob o título "Transações com partes relacionadas".

Contudo, na definição de governança corporativa, a expressão "demais partes relacionadas" envolve um campo mais complexo e sua aplicação é mais adequadamente compreendida pelo termo em inglês *stakeholders*.

A ênfase, ao final do parágrafo que define governança corporativa, decorre do reconhecimento de que, além dos legítimos interesses diretos dos *shareholders* (acionistas), uma organização deve atender a um conjunto de interesses de pessoas ou grupos, os quais, mesmo não participando diretamente no capital ou na gestão das organizações, podem vir a ser afetados positiva ou negativamente pelas atividades da organização.

Inicialmente era um campo de interface, por exemplo, com as externalidades[¶] negativas na forma de impactos socioambientais; porém o tema vem evoluindo na direção não só de sua incorporação no planejamento estratégico das organizações, como também pela crescente busca de legitimidade (indo além da legalidade) para as organizações obterem a chamada "licença social para operar", definida como uma permissão informal, pelo grau de reputação e credibilidade das organizações percebida pelos *stakeholders*, para desenvolvimento, implantação e operação de atividades.

Embora seja uma preocupação já incorporada aos desafios de governança de empresas que operam atividades de alto impacto ambiental, como mineração,

---

§   Proporcionalidade entre os direitos e deveres dos contratantes.

¶   A teoria econômica define externalidades como os efeitos colaterais de uma decisão envolvendo uma atividade, com a transferência de custos para terceiros em benefício da entidade que os causa (como a poluição em geral ou o uso intenso de recursos naturais), em detrimento de terceiros (natureza negativa); ou quando terceiros, além da entidade que os promove, se beneficiam (sem incorrer em seus custos), como investimentos privados em infraestrutura, no desenvolvimento científico e tecnológico e em capacitação profissional (natureza positiva).

exploração de petróleo e gás, usinas de geração de energia elétrica, sistemas de transmissão de energia elétrica ou de transporte de combustíveis, dentre outras, ou que operam concessões ou permissões de serviços públicos (como distribuição de energia elétrica, gás e água canalizada e/ou de captação e tratamento de esgotos, dentre outras), mais recentemente esse requisito vem sendo socialmente exigido de organizações não governamentais como aquelas que envolvem atividades sensíveis ao interesse coletivo, como as de saúde e educação, mesmo que constituídas sob o regime jurídico de entidades privadas.

A legitimidade auferida pela licença informal de operar, em última análise, envolve o grau de reputação que uma organização é capaz de transmitir socialmente e que seja capaz de ser percebida pelos seus públicos de interesse.

Essa percepção, difícil de ser medida e conquistada, mas facilmente passível de ser destruída, acaba por se constituir em uma fonte de valor na forma de ativos intangíveis, ou seja, ativos não monetários e sem substância física, que ainda não são reconhecidos contabilmente como outros ativos intangíveis, a exemplo de marcas, mas que tendem a ser significativos na sustentabilidade da organização no longo prazo e, por isso, incorporaram-se à missão dos guardiões da governança das organizações.

PRINCÍPIOS DA GOVERNANÇA CORPORATIVA

O funcionamento do sistema de governança pressupõe seu alinhamento a um conjunto de princípios básicos, como definido no Código das Melhores Práticas de Governança Corporativa do IBGC:[1]

- Transparência.
- Equidade.
- Prestação de contas (*accountability*).
- Responsabilidade corporativa.

Embora aparentemente esses princípios sejam autoexplicativos, transmitindo ao leitor uma confiança de compreensão quase imediata, suas definições precisas envolvem pequenas sutilezas às quais é preciso atenção.

Transparência, à luz dos dicionários, é a qualidade de transparente, que, em um sentido figurado, significa deixar claro e evidente um sentido oculto.

No contexto da governança corporativa, "transparência" é definida como

> o desejo de disponibilizar para as partes interessadas as informações que sejam de seu interesse e não apenas aquelas impostas por disposições de leis ou regulamentos. Não se restringe ao desempenho econômico-financeiro, engloba

também fatores (inclusive intangíveis) que norteiem a ação gerencial e conduzam à preservação e otimização do valor da organização.[1]

Portanto, significa não apenas dar evidência de que, por meio de informações, será eliminado qualquer sentido oculto: pelo contrário, o que se busca atender com esse princípio é a convergência entre a ação da organização e as expectativas dos seus *stakeholders* (licença social), ao mesmo tempo que é fortalecido o sentido de que o cumprimento das disposições legais ou regulamentares não é virtude, mas sim obrigação mínima e inalienável de conformidade, como será abordado mais adiante.

Transparência é o que vai além daquilo que é obrigação: é ato voluntário (desejo) de se comunicar adequadamente com seus públicos de interesse e deles obter o reconhecimento da adequação de seus atos.

Algo que é reforçado pela definição de **equidade**, como "tratamento justo e isonômico de todos os sócios e demais partes interessadas (*stakeholders*), considerando direitos, deveres, necessidades, interesses e expectativas".[1] Uma forma de exemplificar o que significa equidade consiste na eliminação de riscos de ocorrência de informação assimétrica** entre *shareholders* e *stakeholders* e a administração da organização.

O princípio de **prestação de contas**, assim como a definição de "partes relacionadas", envolve uma armadilha semântica: a tradução do termo *accountability* como "prestação de contas" induz a uma falsa primeira impressão: por usos e costumes, prestação de contas evoca a obrigação de pessoas ou entidades apresentarem relatórios formais, de natureza qualitativa ou quantitativa. Nada mais diferente do que pretende alcançar a definição de *accountability* no contexto da governança corporativa: "os agentes de governança devem prestar contas de modo claro, conciso, compreensível e tempestivo, assumindo integralmente as consequências de seus atos e omissões, atuando com diligência e responsabilidade no âmbito de seus papéis".[1]

Assumir consequências e atuar com diligência e responsabilidade significa muito mais do que simplesmente prestar contas na forma de relatos de atividades ou de resultados: significa, antes de tudo, uma postura de comprometimento com uma ação ética e responsável, levando em conta toda a multiplicidade de impactos, positivos e negativos, que afetem o conjunto das partes interessadas, dos *shareholders* aos *stakeholders* internos e externos.

** Informação assimétrica ocorre quando dois ou mais agentes econômicos estabelecem entre si uma transação econômica em que uma das partes detém informações qualitativas e/ou quantitativas superiores às da outra parte.

Em última instância, é um instrumento de equilíbrio de poder (como peso e contrapeso) no funcionamento do sistema de governança corporativa, que dá, inclusive, materialidade ao princípio da **responsabilidade corporativa**, definido como o zelo "pela viabilidade econômico-financeira das organizações, reduzindo as externalidades negativas de seus negócios e operações e aumentando as positivas, levando em consideração, no seu modelo de negócios, os diferentes capitais (financeiro, intelectual, humano, social, ambiental, reputacional) no curto, médio e longo prazos",[1] em consonância com a ação gerencial que conduz à preservação e à otimização do valor da organização preconizada no princípio da transparência.

SISTEMA DE GOVERNANÇA CORPORATIVA

Um pressuposto importante para o entendimento do funcionamento do sistema de governança é o de que a organização é uma entidade legal apartada da figura jurídica de seus proprietários. Parece simples, até mesmo óbvio, mas na prática nem sempre essa constatação simples e óbvia é observada.

Em empresas de capital aberto, notadamente as de maior porte ou exposição a múltiplos atores fiscalizadores (inclusive não governamentais, como os analistas do mercado de capitais, no caso de empresas listadas) ou reguladores (caso da Comissão de Valores Mobiliários – CVM, do Banco Central e dos fiscos federal, estaduais e municipais, além das agências reguladoras e fiscalizadoras setoriais), salvo exceções que resultam em escândalos tornados públicos pelos meios de comunicação, a observância a esse pressuposto é elevada.

No caso de empresas familiares (ou de "dono", no sentido de haver um proprietário que ao mesmo tempo exerce os poderes de gestor), em um passado não tão distante, a exceção era a regra. Isso significava que a noção patrimonialista, tão resiliente nos usos e costumes públicos brasileiros, invadia a órbita das relações empresariais privadas de tal forma que o patrimônio e o custeio de despesas de ordem pessoal (ou familiar) se confundia, na prática, com o patrimônio e o custeio das operações empresariais. Reconheça-se, contudo, que a tendência vai na direção correta, seja pelo fato de que os fiscos dispõem atualmente de meios de monitoração, inclusive eletrônica, mais eficazes e diligentes, seja porque o próprio sistema financeiro passou a exigir dos atores financiados provas e evidências da clara separação entre a atividade empresarial financiada das atividades que envolvem os interesses pessoais ou familiares de seus proprietários. O que era regra vem se transformando em exceção; portanto, mais uma evidência de que a adoção de um sistema de salvaguardas que mitiguem conflitos de interesse, na forma de boas práticas de governança, é de alto valor para a longevidade e a sustentabilidade econômico-financeira e operacional das empresas de capital fechado ou de responsabilidade limitada.

O mesmo pode ser dito quanto às organizações do terceiro setor ("organizações do bem"). A adoção de práticas de governança envolve, em última instância, acesso a recursos para viabilizar suas atividades "do bem". O sistema de pesos e contrapesos na delegação e no exercício do poder delegado aos "agentes", ou seja, a essência do sistema de governança, também para as "organizações do bem" é uma exigência de alto valor reputacional, assim como a demonstração (transparência e *accountability*) de que a organização é capaz de "criar valor" a partir da gestão dos recursos que lhe são confiados.

E a quem o sistema de governança confere a missão de guardião, não só dos princípios e valores éticos, do objeto social ("razão de ser") e da longevidade, por intermédio da geração de valor no curto, médio e longo prazos, da organização?

Ao Conselho de Administração, como seu órgão central, que pode não ser chamado de Conselho de Administração, como é mandatório em empresas de capital aberto (S.A.), mesmo que não listadas em bolsas de valores, e opcional em empresas de responsabilidade limitada (Ltda.): em organizações do terceiro setor, a missão e as responsabilidades de um Conselho de Administração podem ser exercidas por um Conselho Diretor ou mesmo um Conselho de Curadores, mas sua natureza não se diferencia daquelas de um Conselho de Administração.

A Figura 1 sintetiza as fronteiras e os órgãos de relacionamento que interagem tanto no âmbito da governança como na gestão.

O sistema de governança pretende transmitir uma mensagem clara: há uma separação de funções entre o papel dos órgãos de governança (Conselho de Administração e seus Comitês de Apoio e Conselho Fiscal) e da gestão (Diretoria Executiva Estatutária e sua estrutura funcional). Essa mensagem é importante para a compreensão das recomendações de melhores práticas de governança expressas por meio dos códigos de governança.

A separação de funções indica não ser recomendável, por exemplo, que a Presidência do Conselho de Administração seja acumulada pelo diretor-presidente da Diretoria Executiva. Da mesma forma, não é recomendável que diretores estatutários também venham a ser membros do Conselho de Administração.

A razão é simples: tanto o Conselho de Administração como a Diretoria Executiva Estatutária são, por natureza, órgãos colegiados de decisão. Ao Conselho de Administração cabe o papel de deliberar, com independência, pela aprovação ou rejeição de recomendações que a Diretoria, dentro das alçadas conferidas a ambos os órgãos, submete à deliberação do Conselho de Administração. Além disso, cabe ao Conselho de Administração monitorar, com independência, os atos e resultados da gestão. Assim, é lógico e saudável que ambos os colegiados mantenham entre si um "distanciamento crítico" que preserve sua independência, sem prejuízo da natureza cooperativa e genuinamente empática que deve existir em seu relacionamento.

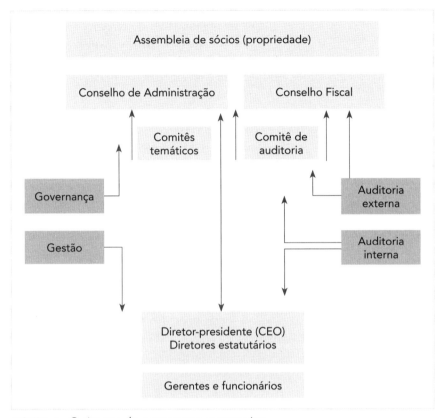

FIGURA 1   O sistema de governança corporativa.

A diferença no processo de decisão de ambos reside na alçada de decisão, que é definida tanto na legislação aplicável como pelo Estatuto Social, de competência exclusiva de aprovação pela Assembleia Geral dos sócios (o fórum de deliberação da "Propriedade"), que delega poderes para o Conselho de Administração e deste para a Diretoria Executiva Estatutária. Esta, por sua vez, delega poderes para a gestão funcional, por intermédio de políticas empresariais, cuja aprovação por sua vez também é de competência do Conselho de Administração, em consonância com os poderes delegados pelo Estatuto Social.

Portanto, o objetivo da separação de funções não é estabelecer uma relação hierárquica e sim garantir, por meio de pesos e contrapesos na delegação de poder, que a competência de "monitoramento" prevista na definição da governança corporativa funcione na prática, equilibrando poderes delegados e recebidos.

Do ponto de vista de *accountability*, conselheiros de administração e diretores executivos estatutários são denominados "administradores" e, ao tomar posse do mandato como tal, passam a ser submetidos a três deveres e uma obrigação:[††]

- **Dever de diligência**: que o administrador sempre exerça seu cargo com competência, honestidade e cuidado na condução dos negócios.
- **Dever de lealdade**: que o administrador sirva com lealdade e reserva sobre os negócios da organização, o que significa não apenas a vedação, óbvia, de hipóteses de usurpação ou negligência, mas, igualmente, que conflitos de interesse possam ser prevenidos e que a divulgação de informações se faça de forma alinhada às políticas de comunicação da organização, coerentemente com o princípio da equidade, mitigando informações assimétricas.
- **Dever de informar**: os acionistas ("propriedade") devem ser informados sobre a evolução dos negócios ("equidade") por relatórios da administração, e as partes interessadas, informadas dos fatos relevantes ("transparência") de forma adequada e tempestiva e disciplinados pelas políticas empresariais pertinentes.
- **Obrigação fiduciária**: envolve, essencialmente, a responsabilidade pessoal dos administradores em caso de dolo no cumprimento de seus deveres no desempenho de sua função e/ou no cumprimento das obrigações que a lei e o contrato social ou estatutos imponham. Em caso de danos a terceiros, os administradores poderão vir a ser responsabilizados para que reparem os prejudicados.

A missão e as responsabilidades do Conselho de Administração, como órgão central do sistema de governança, consistem em:

- Ser o guardião dos princípios, valores, objeto social e do sistema de governança da organização.
- Atuar como órgão colegiado encarregado do processo de decisão da organização em relação ao seu direcionamento estratégico.[‡‡]
- Monitorar a diretoria (gestão) como elo entre a propriedade e a gestão.
- Preservar e potencializar o valor da organização no longo prazo ("perenidade da organização").

[††] Para mais e melhores detalhes, ver: IBGC.[4]
[‡‡] O processo de planejamento estratégico é uma atividade a ser desenvolvida de forma interativa e cooperativa entre o Conselho de Administração e a Direção Executiva ("Gestão"). O Conselho de Administração define as diretrizes para o detalhamento do Plano Estratégico pela Diretoria Executiva, que o submete à deliberação do Conselho de Administração, para aprovação, rejeição ou ajustes.

Tanto o Conselho de Administração como o Conselho Fiscal se reportam diretamente à Assembleia Geral dos acionistas ("propriedade"), com uma diferença: o Conselho Fiscal é um órgão fiscalizador independente do Conselho de Administração e da Diretoria Executiva, sendo o instrumento que assegura ao acionista ("propriedade") a fiscalização da gestão dos negócios (inclusive o próprio Conselho de Administração). Ao Conselho Fiscal compete emitir opiniões, recomendações e pareceres, fiscalizar as contas e os atos dos administradores, bem como apurar denúncias de atos não conformes com a legislação e as políticas empresariais.[5]

COMO FUNCIONA O SISTEMA DE GOVERNANÇA CORPORATIVA NA PRÁTICA

A prática da governança corporativa pode ser compreendida por dois ângulos:

1. As recomendações de boas práticas sistematizadas pelos códigos de governança.
2. Os componentes do sistema de governança.

Os códigos de boas práticas firmaram-se como o principal instrumento de divulgação e disseminação de procedimentos e políticas desenvolvidas por organizações e sistematizadas por instituições independentes ou por grupos de trabalho, comitês ou comissões, retratando o "estado da arte" em um determinado momento. Por essa razão, são documentos referenciais em permanente estado de atualização. Um marco nessa linha de ação foi o chamado *Cadbury Report*, elaborado pelo The Committee on the Financial Aspects of Corporate Governance, coordenado por Adrian Cadbury e publicado em sua versão final em dezembro de 1992. É considerado o código pioneiro na sistematização e recomendação de boas práticas de governança. Um papel importante para a permanente atualização dos códigos das melhores práticas de governança é exercido pelos chamados "ativistas", que, em uma linguagem mais contemporânea, podem ser definidos como "influenciadores".[§§]

No Brasil, a melhor referência é o *Código das Melhores Práticas de Governança Corporativa* do IBGC, que se encontra em sua 5ª edição. Contudo, não é a única, uma vez que há uma tendência de que, em uma convivência colaborativa, sejam igualmente sistematizadas práticas para segmentos de atividade, porte e natureza das organizações. Um exemplo é o Código Brasileiro de Go-

---

§§ Para mais e melhores detalhes, ver: Rosseti.[6]

vernança Corporativa – Companhias Abertas, elaborado pelo Grupo de Trabalho Interagentes (GT Interagentes), coordenado pelo IBGC e formado por 11 das mais relevantes entidades relacionadas ao mercado de capitais brasileiro.[7]

Porém, é importante ressaltar um ponto crucial: as recomendações de boas práticas não constituem um *checklist*, e sim um importante e essencial referencial – paralelo aos princípios de governança, esses sim mandatórios – para a construção de um sistema de governança que efetivamente corresponda às necessidades e possibilidades de cada organização, considerando sua história, seus desafios presentes e, não menos importante, sua razão de ser, hoje e no futuro, construindo uma resposta convincente à pergunta seminal: Qual o valor agregado da minha existência como organização que dê legitimidade e atenda aos anseios e desejos dos seus *stakeholders* (do retorno justo aos provedores de capital de risco à função social que mitigue externalidades negativas e potencialize as positivas), com ética e integridade?

Os componentes do sistema de governança podem ser retratados, sumariamente, em quatro dimensões:

1. O **ambiente** interno e externo à organização, envolvendo a legislação e regulação da atividade de negócio da organização (base para as linhas de defesa da conformidade e integridade empresarial), a regulamentação voluntária (a exemplo das boas práticas de governança) e, não menos relevante, a cultura da organização, determinada pela sua história e momento presente.
2. Os **agentes e órgãos de governança** constituídos e instalados, bem como as áreas de oportunidade de melhoria na integração, relacionamento e atribuições desses órgãos de acordo com as necessidades identificadas para o curto, médio e longo prazos, em razão do desafio estratégico a que a organização estará submetida.
3. As **ferramentas**, ou o "chão de fábrica" do sistema: os procedimentos que regulam o funcionamento dos colegiados (Conselho de Administração, Comitês, Diretoria Executiva, Gerências e/ou Comitês de Apoio à tomada de decisão e de gestão) e do fluxo de informações necessários: (i) ao processo de tomada de decisão, determinado pelas alçadas; (ii) ao monitoramento do desempenho da organização; e, não menos relevante, à avaliação de desempenho, tanto individualmente dos administradores e gestores, como da eficiência e eficácia dos diferentes colegiados.
4. Os "**documentos**", ou seja, como é estabelecida a regência formal de delegação de poder, o que envolve desde o Acordo de Acionistas ou de Sócios (quando cabível), o Contrato Social e/ou Estatuto Social (a "lei maior" que regula o poder no âmbito da organização), os regimentos internos dos colegiados e as políticas, normas e alçadas que regulam a delegação de com-

petências (portanto, de poder) para todos os estamentos da organização, da alta administração às funções operacionais de execução. Longe de ser uma mera "formalidade burocrática", a dimensão documental do sistema de governança tornou-se um elemento crítico para o capital intangível reputacional: é pelos elementos de prova e evidência documentais – e respectivos instrumentos de controle e monitoramento de que a prática corresponde à expressão de vontade expressa documentalmente – que a organização comprovará sua conformidade a padrões de compromisso ético e de integridade perante seus públicos de interesse, tanto internos (como os órgãos de fiscalização e controle, Conselho Fiscal e Auditoria Interna), como externos (como a auditoria independente, no caso de empresas de capital aberto e organizações do terceiro setor, o fisco e mesmo entidades de controle difuso, como o Ministério Público, agências reguladoras setoriais e órgãos de comunicação – incluindo redes sociais, quando cabível e necessário).

CONSIDERAÇÕES FINAIS: COMO O SISTEMA DE GOVERNANÇA AFETA MINHA VIDA PROFISSIONAL?

Como enunciado na Introdução deste capítulo, não foi objetivo dos autores dirigir-se ao público especializado na doutrina e na prática da governança corporativa. Assim, como você, que não faz parte do conjunto de administradores, mas exerce atividades profissionais em organizações de diversas naturezas, é afetado pelo sistema de governança?

A doutrina da governança corporativa, na sua versão 1.0, tratou de disciplinar procedimentos que mitigassem riscos de conflitos de interesse entre a propriedade e a gestão – e, portanto, a mitigação de riscos de "expropriação de capital" – determinados pela necessidade de delegar poder aos gestores, dadas a complexidade e a abrangência das empresas, sobretudo as de capital aberto com controle pulverizado.

Na sua versão 2.0, sobretudo a partir das crises e escândalos no mercado de capitais decorrentes de fraudes contábeis, como os notórios casos da Enron, WorldCom, dentre outros, no final do século XX e início do século XXI, a ênfase voltou-se para os instrumentos de controle interno, cuja melhor expressao é a Lei Sarbanes-Oxley. O alcance da Sarbanes-Oxley extrapolou o ambiente jurídico norte-americano e se transformou em padrão internacional de procedimentos de controle interno de empresas listadas nos mercados de capitais.

Em paralelo à versão 2.0, o papel dos Conselhos de Administração, como órgãos de direcionamento estratégico e de monitoramento e gerenciamento de riscos, foi fortalecido, o que caracterizou uma versão 3.0.

E já há uma versão 4.0? Aparentemente, sim. E sua tônica, talvez tendência, será a de ter como centro duas dimensões:

1. A crescente e irreversível aceleração na introdução de rupturas tecnológicas, uma versão turbinada do conceito de destruição criadora, concebido por Joseph Schumpeter (em *Capitalismo, socialismo e democracia*, de 1942) sobre a dinâmica do sistema capitalista de renovar produtos e serviços, portanto, modelos de negócios, que não limita seus reflexos apenas na inovação tecnológica, afetando, igualmente, a forma de "dirigir, monitorar e incentivar" utilizada pelos administradores para atingir os objetivos da organização, resultando na necessidade de ajustar os sistemas de governança de cada organização, a partir da obsolescência e/ou vitalidade da sua razão de ser (a geração de valor agregado no curto, médio e longo prazo e sua licença social).
2. A outra dimensão, não dissociada da primeira, são as exigências de conformidade a padrões éticos de responsabilidade no exercício do poder delegado.

Parafraseando o sheik Ahmed Yamani,[¶¶] nenhuma das características das três primeiras versões deixará de ter relevância. Mas há uma camada de exigências de compromisso que vai além da alta administração e que passa a envolver, formalmente, não somente todo o corpo funcional, como igualmente a cadeia de prestadores de serviços, bens, equipamentos e materiais ("cadeia de fornecedores") e até mesmo de clientes, por intermédio do sistema de conformidade (*compliance*).

O *compliance* é parte do sistema de governança. É definido como o conjunto de meios e procedimentos para assegurar, inclusive perante terceiros (*stakeholders*), que as normas, controles internos e externos, políticas e diretrizes estabelecidas para a organização estejam sendo cumpridas à risca e que reflitam: (i) a legislação vigente no país; (ii) a regulação emanada pelos órgãos de fiscalização; e (iii) a regulamentação infralegal do segmento de atuação da organização, envolvendo as esferas trabalhista, fiscal, contábil, financeira, ambiental, jurídica, previdenciária e ética.

O elemento central do *compliance* é o Código de Ética e Conduta, que deve estabelecer as regras de conduta no relacionamento com *stakeholders* em linguagem clara, permitindo o entendimento e a aplicabilidade de cada princípio por toda a organização, tanto no que se refere às obrigações da organização quanto às obrigações de cada colaborador (ou fornecedor/cliente) para com a organização.

¶¶ "Assim como a Idade da Pedra não terminou por falta de pedra, a Era do Petróleo não terminará por falta de petróleo".

A exemplo do Termo de Posse dos Administradores, que os investe de deveres e obrigações para com a organização, o Termo de Adesão e Conhecimento do Código de Ética e Conduta torna o corpo funcional passível de "responsabilização" (*accountability*) em caso de desvios de conduta ou de procedimentos que não estejam em conformidade com seus compromissos.

Essa mudança no contexto da governança de organizações induz a uma conclusão: governança e seu sistema deixou de ser um tema em que os protagonistas eram restritos à alta administração, passando a ser um tema do dia a dia de toda a organização.

REFERÊNCIAS BIBLIOGRÁFICAS

1. Instituto Brasileiro de Governança Corporativa. Código das melhores práticas de governança corporativa. 5. ed. São Paulo, SP: IBGC; 2015.
2. Instituto Brasileiro de Governança Corporativa. Origens da Governança Corporativa. 2019. Disponível em: https://www.ibgc.org.br/governanca/origens-da-governanca [acesso 15 dez. 2021].
3. Jensen MC, Meckling WH. Theory of the firm: managerial behavior, agency costs and ownership structure. J Financ Econ. 1976;3(4):305-60. Disponível em: https://www.sfu.ca/~wainwrig/Econ400/jensen-meckling.pdf [acesso 13 dez. 2021].
4. Instituto Brasileiro de Governança Corporativa. Guia de Orientação Jurídica de Conselheiros de Administração e Diretores. São Paulo, SP: IBGC; 2012. Disponível em: http://www.ibgc.org.br/userfiles/files/Guia_11.pdf [acesso 13 dez. 2021].
5. Instituto Brasileiro de Governança Corporativa. Guia de Orientação para o Conselho Fiscal. 2. ed. São Paulo, SP: IBGC; 2007. Disponível em: http://www.ibgc.org.br/userfiles/1.pdf [acesso 13 dez. 2021].
6. Rosseti JP, Andrade A. Governança corporativa: fundamentos, desenvolvimento e tendências. 7. ed. São Paulo: Atlas; 2014.
7. Instituto Brasileiro de Governança Corporativa. Código Brasileiro de Governança Corporativa: Companhias Abertas. Grupo de Trabalho Interagentes. São Paulo, SP: IBGC; 2016. Disponível em: http://www.ibgc.org.br/userfiles/files/2014/files/Codigo_Brasileiro_de_Governanca_Corporativa_Companhias_Abertas.pdf [acesso 13 dez. 2021].

Índice remissivo

A

Atenção primária à saúde 21

C

Cadeia de suprimentos hospitalar 36
Canais de entrega 47
Ciclo
  de investimentos 50
  PDSA 101
Contrato de trabalho 1
Custo de capital/Taxa mínima de atratividade 67

D

Descrição geral do negócio 57
Dever
  de diligência 128
  de informar 128
  de lealdade 128

E

Eficiência 81
Empreendedorismo 39
  social 43
Equidade 124
Espectro do cuidado 18
Estrutura de custos 47
Experiência do paciente 105, 114

F

Financiadores 54
Fonte de receitas 47

G

Gestão
  da cadeia de suprimentos 27
  de doenças crônicas e de casos 22
Governança 84
  corporativa 119

I

Investidores 54

L

Legislação 1
Leis 1

Logística 27, 84
Lucro
  Presumido 62
  Real 63

M

Mediação e conciliação de conflitos 11
Modelo(s)
  de atenção às condições crônicas 16
  de negócio(s) 45, 48, 54
  de operação 49

N

Novos conhecimentos e tecnologias 40

O

Obrigação fiduciária 128
Oportunidade(s)
  de mercado 48
  de negócios na saúde 40

P

Pandemia 37
Pivotagens 50
Plano
  de marketing 58
  de negócios 53
  de produtos e serviços 57
  financeiro 63
  gerencial 59
  jurídico 61
  operacional 58
Prestação de contas 124

Promoção da saúde e prevenção de riscos
  e doenças 19
Proposta de valor 46, 73
Proteção de dados em saúde 7

Q

Qualidade em saúde 89

R

Relacionamento com os clientes 47
Remuneração 84
Responsabilidade
  corporativa 125
  tributária 3
Resumo ou sumário executivo 57

S

Saúde populacional 15
Segmento de cliente 46
Segurança 81
  do paciente 114
Simples Nacional 61
Sistemas de informação 84
Startups 45, 48

T

Transparência 123
Triple aim (tripla meta) 17, 78

V

Valor 73